CAFÉ, TABACO Y ALCOHOL:
Sus trastornos metabólicos y hormonales

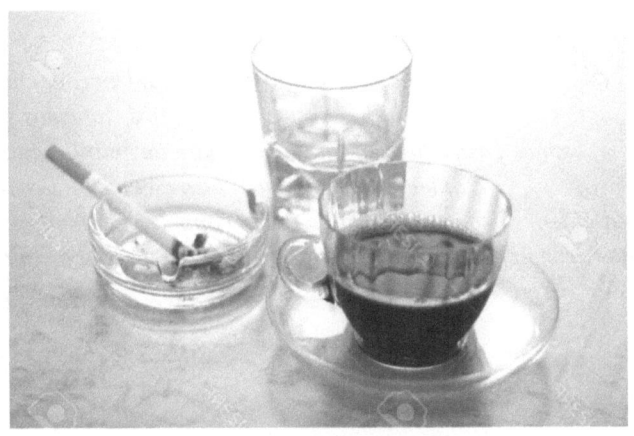

MARIO VEGA CARBÓ
Endocrinólogo

Primera Edición, 2020

1

A mis abuelos: Ennodio, Aleida, Concepción y Jesús
A mis hijos, hermanos, padres, tíos, sobrinos y primos
A mi esposa Dra. Ethel Vado Osuna madre de mi hija Liuba Lucia
A quienes disfrutan una taza de café en las mañanas
A quienes beben una cerveza o una copa de vino un día de fiesta
A quienes tienen pendiente dejar el mal hábito de fumar o alcohol

Tabla de Contenidos

Introducción

Café, tabaco y alcohol: Sus trastornos metabólicos y hormonales

Se entiende por droga cualquier sustancia que tiene la capacidad de actuar sobre el sistema nervioso y crear dependencia por su consumo reiterado. Esta definición tan formal se asocia normalmente con las sustancias de tráfico y las personas adictas, sin embargo, hay drogas en su entorno cercano y es muy probable que usted entre en contacto con ellas a diario.

El café, el tabaco o cigarrillo y el alcohol son drogas "blandas" aceptadas en nuestra sociedad, por lo que no se juzga el hecho de que cada mañana comencemos el día con una taza de café o en una fiesta bebamos alcohol hasta perder el conocimiento.

Estas drogas "blandas" no son tan adictivas como una droga "dura", que además de causar una fuerte dependencia altera nuestro organismo, pero sí podrían generar daño, quizás no tan rápidamente como ocurre con las drogas duras que, además están prohibidas, pero su efecto a largo plazo es preocupante dado el consumo tan alto en nuestro día a día.

A continuación analizaremos de forma general el impacto que puede tener el alcohol, el tabaco y el café en la salud, después nos centraremos en los efectos metabólicos y hormonales que desencadenan para finalmente esbozar las recomendaciones aplicadas a su consumo.

Es hora de que conozcamos qué tanto bien o mal hacen nuestros hábitos de consumo a nuestra salud, que es nuestro principal tesoro.

Dr. Mario Vega Carbó
Endocrinólogo

Parte I. Drogas *blandas* y salud

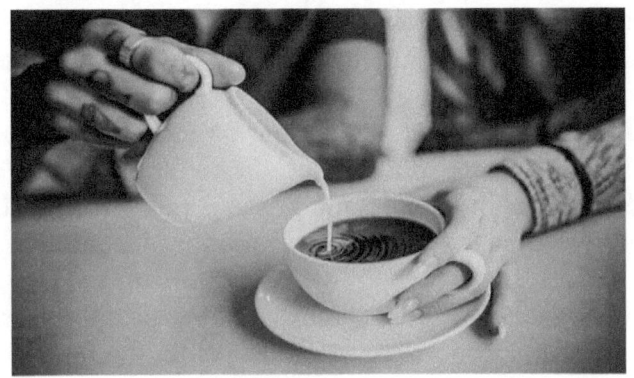

Capítulo 1. El café y la salud

El café es una de las bebidas más consumidas a nivel mundial, de hecho, su producción anual según los datos de la Organización Internacional de Café, fue de 168,09 millones de sacos de 60 kilogramos para el año 2018 (1).

Tal es la fama del café, que conocemos muy pocas personas que no lo beban con regularidad, pero su popularidad no es un indicativo inequívoco de que sea saludable, esa es una aseveración muy difícil de mantener aun cuando existen miles de estudios que intentan llegar a una única verdad.

Por un lado el café parece guardar en cada grano múltiples beneficios, lo cual podría ser cierto si se considera la cantidad de antioxidantes que posee y por otro, parece que en ciertas personas su ingesta es contraproducente.

Para cualquier especialista en salud es difícil decir a un paciente "sí, continúe tomando café como lo hace habitualmente" o "Luche contra el hábito y no beba ni una sola gota" principalmente porque existen muchos casos e información al respecto.

El café actúa de diversas formas en nuestro organismo, por ejemplo, la cafeína que es un psicoactivo bloquea la adenosina lo que provoca el aumento de otras sustancias como la dopamina o la norepinefrina y se manifiesta en la persona más energía, un mejor estado de ánimo, mayor memoria y menor tiempo de reacción ante estímulos.

Pese a su nombre la cafeína no se encuentra únicamente en el café, el té, el cacao y las nueces de cola también contienen esta sustancia en mayor o menor medida y sus efectos son los mismos en cualquier caso.

Cuando se ingiere cafeína, ésta se absorbe y pasa rápidamente hacia el cerebro, no se acumula en el torrente sanguíneo ni se almacena en ninguna parte del organismo pues se expulsa mediante la micción muchas horas después.

Una taza de café contiene riboflavina, mejor conocida como vitamina B2, ácido pantoténico, manganeso, magnesio, potasio y niacina, además de diversos antioxidantes como el ácido clorogénico, el ácido cafeico, el ácido ferúlico y el ácido cumárico, que combaten la acción de los radicales libres.

La cafeína no representa una necesidad nutricional a pesar de sus supuestos beneficios, ahora bien, si se piensa en los efectos que tiene sobre el organismo nos encontramos con lo siguiente:

Ingerir más de 400 mg de cafeína diarios provoca migrañas y dolor de cabeza, además, esta sustancia nos mantiene muy activos por lo que somos propensos a experimentar ansiedad, irritabilidad o nerviosismo, cuando se ingiere a finales de la tarde o durante la noche, genera insomnio y dificultades para dormir y descansar.

Los ácidos presentes en el café pueden provocar irritación en el estómago e intestinos, de hecho, se recomienda no ingerirlo cuando un paciente ha padecido gastritis, úlceras o tiene un estómago sensible.

La ingesta de café también puede afectar los riñones, propiciando la aparición de cálculos, afectar la fijación de calcio en el organismo y aumentar la sensación de calor durante la menopausia, además genera síndrome de abstinencia cuando se ingiere con frecuencia y se suspende repentinamente.

El café parece tener tantos beneficios como efectos perjudiciales, por lo que es difícil decidir si se trata de una bebida saludable o no. En este libro pretendemos analizar la bibliografía más reciente aplicada a casos específicos, por ejemplo, el efecto que puede tener en personas con trastornos sexuales, metabólicos y hormonales, además, de si la bebida en sí puede actuar como promotor de patologías de este tipo en personas sanas.

Bibliografía.

(1) Organización Internacional del Café (2018) Anuario de la OIC 2017/18. Disponible en: http://www.ico.org/documents/cy2018-19/annual-review-2017-18-c.pdf

Capítulo 2. El tabaco y la salud

El tabaco, a diferencia del café, no deja tanta confusión respecto a si tiene o no algún beneficio mantenerlo como hábito pues incluso las mismas empresas productoras de cigarrillos alertan sobre los efectos nocivos que tiene sobre la salud su consumo prolongado.

Una unidad de tabaco pesa aproximadamente un gramo y contienen más de 7.000 sustancias químicas, de la cuales 250 se conocen por ser dañinas para la salud y de estas 250, cerca de 69 son cancerígenas.

Las aminas aromáticas, el formaldehido, el cromo, cadmio, benceno, berilio y níquel son sustancias detonadoras de cáncer y algunas están presentes en el ambiente, pero todas se encuentran en cada cigarrillo que se fuma.

Por eso no es de extrañar que fumar sea la causa principal de muerte prematura a nivel mundial. Nada más en Estados Unidos este hábito y la exposición al humo genera 480.000 muertes, de las cuales 39% son debidas a enfermedades cardíacas, 36% a cáncer de diversos tipos y 24% a enfermedades pulmonares, según un reporte del Departamento de Salud y Servicios Humanos de EE. UU hecho en 2014 (2).

Además está la nicotina, un componente químico altamente adictivo y es lo que produce que, pese a ser tan nocivo resulte tan difícil abandonar la costumbre de fumar. Se podría comparar la dependencia a la nicotina con la adicción que producen algunas drogas duras como la cocaína y la heroína.

De forma natural una planta de tabaco contiene nicotina, pero las compañías productoras se encargan de hacer más fuerte esta concentración de manera que sea suficiente para crear y mantener la adicción en los consumidores. En algunos países la legislación nacional impide la fabricación de estos productos.

Cuando una persona enciende un cigarrillo y lo lleva a su boca, la nicotina llega al torrente sanguíneo al abrirse paso por el revestimiento de la boca y los pulmones, una vez aquí viaja al cerebro en cuestión de segundos. Una mayor cantidad de la sustancia se absorbe con las bocanas frecuentes y profundas.

Pero como vimos la nicotina solo cumple su papel para crear dependencia, los efectos tóxicos provienen de las otras 250 sustancias que vienen en ese gramo de producto y los efectos que tienen son en verdad impresionantes.

Fumar daña casi la totalidad de nuestro cuerpo, afecta cada órgano y sistema, por lo que disminuye la salud general de la persona y aumenta las probabilidades de padecer cáncer de hígado, páncreas, estómago, cuello uterino, colon, esófago, boca, vejiga y leucemia mieloide aguda.

Además, también causa enfermedades del corazón, apoplejías, mejor conocidos como derrames cerebrales, aneurismas de la aorta, enfermedad pulmonar obstructiva crónica (EPOC), artritis reumatoide, osteoporosis, diabetes y agudiza los síntomas del asma.

En una mujer en edad reproductiva fumar reduce las probabilidades de un embarazo, aumenta el riesgo de aborto espontáneo, embarazo ectópico y parto prematuro. En el bebé las consecuencias podrían ser bajo peso al nacer, labio leporino, síndrome de muerte súbita del lactante y paladar hendido.

El humo de cigarrillo es una especie de veneno capaz de alojarse en cualquier parte de nuestro organismo y una vez allí provocar daños a veces irreversibles, incluso aunque no seamos fumadores. Esto se conoce como tabaquismo pasivo o de segunda mano y es una combinación entre el humo proveniente de la combustión del cigarrillo y la exhalación del fumador.

La inhalación constante de este humo produce en Estados Unidos, aproximadamente 7.300 muertes al año por cáncer de pulmón y tan solo el hecho de vivir con un fumador aumenta la posibilidad de contraer esta enfermedad en 20 a 30%.

La presencia del humo de tabaco en el ambiente irrita las vías respiratorias y tiene efectos dañinos inmediatos en el corazón de la persona y en sus vasos sanguíneos, aumenta el riesgo de enfermedades cardíacas hasta en un 25 a 30% y de un ataque cerebral hasta en un 20%.

De forma general, la mortalidad entre los fumadores es casi tres veces más alta que en las personas que no han fumado nunca y su calidad de vida merma drásticamente, eso lo evidenciaremos en las próximas páginas que reflejarán los efectos hormonales de este hábito tan común y nocivo.

Bibliografía.

(2) Departamento de Salud y Servicios Humanos de EE. UU (2014) Las consecuencias para la salud del tabaquismo: 50 años de progreso. Disponible en: https://www.hhs.gov/surgeongeneral/reports-and-publications/tobacco/index.html

Capítulo 3. El alcohol y la salud

El alcohol al igual que el café, es una bebida muy antigua. Los romanos, los egipcios y griegos disponían de sus propios métodos para fabricarlo y almacenarlo, así que no es una sustancia nueva en nuestra sociedad, como tampoco lo son los efectos que tiene en el organismo.

La dosis exacta con que una persona puede alcanzar un estado de embriaguez varía según diferentes factores, por ejemplo, edad, sexo, alimentación, estado de salud, exposición a medicamentos, tipo de bebida que se consuma y costumbre de la persona, quien bebe con más frecuencia puede pasar más tiempo sobrio, sin embargo, pero esto no significa que sea más saludable.

De forma general, se considera que un consumo excesivo de alcohol en un hombre adulto sobrepasa los quince (15) tragos semanales y en una mujer supera los ocho (8), entendiéndose un trago como 12 onzas o 355 mililitros de cerveza, 5 onzas o 148 mililitros de vino y 1 1/2 onzas o 44 mililitros de licor.

En comparación con el café y el cigarrillo, el alcohol resulta más problemático para quien lo consume e incluso para quienes le rodean, pues el juicio de una persona se empaña cuando está bajo los efectos del alcohol y es capaz de realizar acciones que en otras circunstancias difícilmente haría, por ejemplo, golpear a alguien que apenas le dirige la palabra.

Por lo general, el núcleo familiar es el más afectado cuando uno de los miembros tiene problemas de alcoholismo puesto que da lugar a la violencia doméstica, violaciones, agresiones sexuales y accidentes de todo tipo, como ahogamiento, caídas e incluso suicidio.

Los niños que crecen en un hogar con padres alcohólicos experimentan ansiedad constante, estrés, bajo rendimiento escolar y tiene más probabilidades de un matrimonio problemático en la edad adulta, debido a los patrones de comportamiento vistos en los progenitores.

A nivel de salud, las bebidas alcohólicas también causan estragos en el organismo desde la primera vez que se ingiere, pero los efectos más fuertes se evidencian con el transcurso del tiempo sobre todo si la persona tiene problemas cardíacos o hipertensión.

Ingerir alcohol con frecuencia aumenta las probabilidades de sufrir inflamación y daño en el páncreas, un órgano que segrega sustancias importantes para el metabolismo, también genera daño hepático lo que en algunos pacientes incurre en complicaciones y eventualmente la muerte.

De igual forma, el alcohol incrementa las probabilidades de padecer cáncer de esófago, hígado, colon, cuello y mamas y genera desnutrición debido a que se reemplazan nutrientes esenciales por las "calorías vacías" de las bebidas alcohólicas, por hiperexcreción de vitaminas, malabsorción de nutrientes o efecto del etanol *perse*. Por lo general las vitaminas del grupo B son las que más sufren deficiencias.

Una mujer embarazada que consuma alcohol expone al bebé a sufrir síndrome de alcoholismo fetal, que abarca un crecimiento deficiente y poco desarrollo muscular antes del nacimiento y problemas de visión, hiperactividad, nerviosismo y déficit de atención en el niño.

El cerebro de una persona alcohólica se expone a la pérdida de neuronas y por ende, de memoria y capacidad de razonamiento. También afecta los nervios y la persona experimenta entumecimiento y hormigueo en las extremidades, problema de erección y goteos al orinar.

Según un informe publicado por la Organización Mundial de la Salud (OMS) en el año 2016 murieron más de 3 millones de personas gracias al consumo excesivo de alcohol, lo que quiere decir que 1 de cada 20 muertes en ese año se debieron al alcoholismo (3).

Dicho informe señala que tres cuartas partes de esas muertes corresponden al género masculino y que de forma general se podría considerar como 5% de la morbilidad a nivel mundial, lo que es un hecho lamentable si se considera que no existe una necesidad real para el alcohol.

Con toda esta información estamos listos para profundizar en los trastornos metabólicos y hormonales que producen el café, el tabaco y el alcohol en nuestro organismo, que después de todo el fin último de este libro.

Bibliografía.

(3) Organización Mundial de la Salud (2016) Informe Mundial de Situación sobre Alcohol y Salud 2016 Disponible en: https://www.who.int/substance_abuse/publications/ global_alcohol_report/msbgsru profiles.pdf

Parte II. Trastornos metabólicos

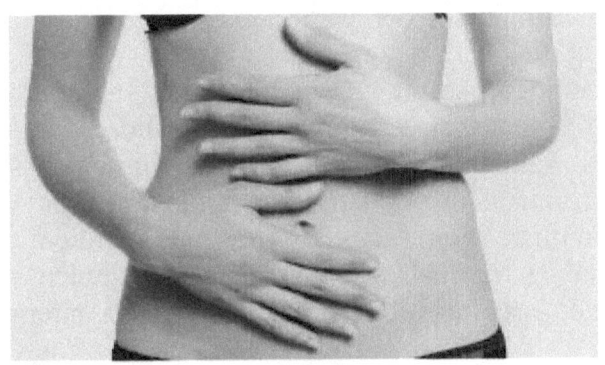

Capítulo 4. Sarcopenia

La palabra "sarcopenia" proviene del griego *sarx*, que significa "carne" y *penia* que significa "pobreza o escasez", es decir, escasez de carne y esto es precisamente lo que ocurre en la persona afectada por la enfermedad, con el transcurso del tiempo pierde su tono muscular.

La sarcopenia es una enfermedad progresiva y generalizada que se da en el músculo esquelético y se caracteriza por la disminución de la fuerza y masa muscular, ocasionando a su vez una disminución del rendimiento físico.

Esta patología se considera un síndrome geriátrico y quienes lo padecen experimentan debilidad, pérdida del equilibrio, dificultad para realizar movimientos sencillos como levantarse de una silla y disminución de la velocidad para caminar. Como se trata de una pérdida de tono muscular es normal que el paciente también presente pérdida de peso injustificada y una apariencia enferma.

La calidad de vida de una persona con sarcopenia no es la misma que la de otros ancianos cuya pérdida de masa muscular no es tan acentuada, por ejemplo, los ancianos enfermos requieren de más asistencia, cuidado y son más propensos a accidentes.

Dado que todos los ancianos experimentan en mayor o menor medida una pérdida general de músculo se difícil establecer la prevalencia de la sarcopenia, así que la mayoría de investigadores consideran una pérdida muscular lo suficientemente intensa como para producir síntomas.

Así pues, en un estudio realizado en Nuevo México (4) un grupo de científicos analizó a 833 ancianos seleccionados de manera aleatoria y se encontró que por lo general el sexo femenino es más afectado y que la enfermedad aumenta el riesgo de discapacidad de3 a 4 veces, sin tomar en cuenta el peso de la persona, su raza y estatus socioeconómico.

¿Qué origina la sarcopenia?

La medicina y la ciencia no han podido encontrar las causas exactas de la sarcopenia, pero se conocen diversos factores que influyen significativamente en los síntomas y están asociados con el envejecimiento, por ejemplo, la inactividad y el sedentarismo, la reducción de las neuronas que controlan el movimiento y los cambios en el modo en que el cuerpo gestiona la formación y la atrofia de músculos.

Los cambios hormonales y genéticos también juegan un papel importante en la aparición de la enfermedad, al igual que ciertas patologías endocrinas como la resistencia a insulina y enfermedades crónicas asociadas a procesos inflamatorios.

Tabaquismo y pérdida de masa muscular

De los tres productos que vimos al inicio del libro, el tabaco parece tener un papel importante en el desarrollo de sarcopenia, así lo demuestra un estudio llevado a cabo por la Universidad de Nottingham y la Universidad de Copenhague en Dinamarca (5).

La investigación implicó a dieciséis ancianos, tanto hombres como mujeres y en edades cercanas a los 60 años. Para seleccionarlos se procuró que sus estilos de vida fuesen similares y todos se consideraban sanos, con estos parámetros el grupo fue dividido en dos, el primero estaba comprendido por no fumadores y el segundo por personas que habían fumado al menos un paquete de 20 cigarrillos al día durante 20 años como mínimo.

Los científicos pretendían medir la síntesis de proteínas musculares así que a cada participante le fue dada una infusión intravenosa con un aminoácido y uno de los componentes proteicos básicos marcados. Tomaron muestras de músculo antes y después de la infusión y de esta forma descubrieron que la tasa de síntesis de proteínas musculares, que contribuye al mantenimiento diario de la masa muscular, era significativamente menor en fumadores que en no fumadores.

En otra prueba realizada en el mismo estudio se encontró que las cantidades de miostatina, que es un inhibidor del crecimiento del músculo y la enzima MAFbx, que se encarga de la degradación de proteína muscular, eran mayores en fumadores que en no fumadores. Esto sirvió para demostrar que los fumadores tienen una síntesis de proteínas musculares mucho más lenta, y por ende un deterioro muscular acelerado, propiciando de esta manera la aparición de sarcopenia al alcanzar la edad de adulto mayor.

Bibliografía.

(4) Baumgartner RN, Koehler KM, Gallagher D y cols. Epidemiology of sarcopenia among the elderly in New México. Am J Epidemiol 1998; 147:755-763. Disponible en: https://www.ncbi.nlm.nih.gov/pubmed/9554417

(5) Michael Rennie (2007) More muscle for the argument to give up smoking. Disponible en: https://www.eurekalert.org/pub_releases/2007-07/uon-mmf070907.php

Capítulo 5. Enfermedad celiaca

La enfermedad celiaca, también conocida como celiaquía o enteropatía por sensibilidad al gluten, es una afección del sistema inmunitario donde el principal daño se produce en el intestino delgado. Las personas afectadas no toleran el gluten y cuando lo ingieren su sistema inmunológico responde atacando la mucosa intestinal.

El gluten es una proteína que está presente en el trigo, la avena, cebada y centeno, pero también puede encontrarse en vitaminas comerciales, suplementos, productos para el cabello y la piel, crema dental y bálsamos labiales. Un paciente celíaco debe reducir el contacto con todos estos productos y llevar una dieta estricta para evitar los síntomas, pues es una patología que no tiene cura.

Como el intestino delgado es el principal afectado por la enfermedad celíaca, la absorción de los nutrientes, vitaminas y minerales que contienen los alimentos se ve alterada y la persona puede experimentar malnutrición, aún si se alimenta de manera saludable.

¿Cuál es el origen de la enfermedad celíaca?

Las investigaciones llevadas a cabo los últimos años sugieren que la celiaquía es un problema genético, por lo que puede surgir a cualquier edad y tener síntomas muy variados, pero no se sabe con exactitud qué la desencadena.

A nivel mundial, aproximadamente un tercio de la población tiene genes que lo predisponen a sufrir la enfermedad y las probabilidades aumentan en un 10 - 20% en los parientes cercanos de una persona celíaca.

En los países occidentales cerca del 1 % de la población tiene enfermedad celiaca, mientras que en España la prevalencia oscila entre el 0.014% en la población infantil y 0.006% en la población adulta, en otras palabras, cerca de 500.000 personas podrían estar afectadas pero el 70% de ellas lo ignoran por completo.

Cada paciente manifiesta la celiaquía de manera diferente, pero en la mayoría los síntomas se manifiesta en el sistema digestivo mediante dolor abdominal, y diarrea. En otros casos, sobre todo cuando se trata de niños, puede experimentarse irritabilidad y depresión.

En algunos pacientes los síntomas tardan en aparecer o se confunden con otras patologías, esto ocurre por ejemplo, cuando la persona sufre un déficit de ácido fólico, vitamina k o hierro, osteoporosis, dermatitis serpentiforme y escaso crecimiento cuando se trata de niños.

La ingesta de alcohol, café y la enfermedad celiaca

A un paciente celíaco no se le prohíbe el consumo de todas bebidas alcohólicas puesto que se asume que no en todas ellas está presente la proteína del gluten. La cerveza, que se produce a partir de la cebada, es un producto que la persona debería evitar a toda costa.

Por ejemplo: El vino se considera una bebida alcohólica segura para una persona celíaca, pero dependiendo de su procesamiento podría contaminarse con trazas de gluten y hacer que aparezcan los síntomas. Esto sucede con muchos alimentos y se sospecha que también ocurre con el café.

El café puede afectar a un celíaco de dos formas diferentes, la primera es por medio de contaminación durante la molienda y la segunda es por un efecto de reacción cruzada.

En un artículo publicado en la revista digital *The healthy home Economist* (6) se ha discutido que las proteínas en otros alimentos a veces pueden reaccionar de forma cruzada con los anticuerpos contra el gluten, al igual que sucede en las personas con alergia al maní que reaccionan a la soya. Parece que el café tiene este efecto en algunos celiacos.

El café procesado es el que provoca la reacción más severa de todas y puede desencadenar los síntomas aun cuando la persona esté llevando una dieta estricta, esto se debe a que la proteína presente en el café es interpretada por el cuerpo como gluten.

Este tipo de reacción cruzada no es la más común, pero sí es una de las más fuertes. Además es un precio alto a pagar por una bebida cuyo valor nutricional no figura como una necesidad.

Bibliografía.

(6) Sarah Pope MGA (2019) Coffee and Gluten Sensitivity: Never the Twain Shall Meet? Disponible en:
https://www.thehealthyhomeeconomist.com/coffee-and-gluten-sensitivity-never-the-twain-shall-meet/

Capítulo 6. Hipercolesterolemia

La hipercolesterolemia o colesterol alto es una condición en la que los niveles de colesterol en sangre se encuentran por encima de lo considerado normal. La persona no presenta ningún síntoma, perola principal consecuencia es el desarrollo de arteriosclerosis precoz e infarto de miocardio.

Comprender la hipercolesterolemia y el efecto que tienen el alcohol y el café sobre ella es un poco complejo y requiere identificar de forma básica el papel del colesterol dentro de nuestro organismo, de eso nos encargaremos en este capítulo.

El colesterol es una sustancia considerada grasa que se encuentra naturalmente en nuestro cuerpo, forma parte de la membrana celular y de diferentes hormonas. Como las grasas no son solubles en agua se transportan en la sangre por medio de lipoproteínas de diferentes tipos.

Así encontramos colesterol-LDL que viaja en lipoproteínas de baja densidad y si está muy alto tiende a depositarse en las paredes de las arterias formando placas. El colesterol-HDL se transporta en lipoproteínas de alta densidad y se encarga de recoger colesterol desde los tejidos periféricos y arterias para trasladarlo al hígado para su eliminación por la bilis hacia las heces.

Tras la ingesta de alimentos el cuerpo transforma las calorías que no hemos utilizado en triglicéridos, que es otra forma de acumular grasa pero ahora en forma de reservas energéticas que serán utilizadas en períodos de ayuno prolongado.

El colesterol y los triglicéridos no son los únicos lípidos existentes, pero son los que se toman en cuenta para realizar un perfil o panel lipídico. Cuando se dice que una persona tiene hipercolesterolemia se debe a un aumento del colesterol-LDL o colesterol "malo".

¿Cuáles son las causas de la hipercolesterolemia?

Se piensa que la hipercolesterolemia se debe a factores genéticos, pues el colesterol está controlado por una enorme cantidad de genes que se transmiten de padres a hijos, pero esta tendencia familiar puede empeorar si se realiza una dieta rica en grasas, si se padece obesidad o si realiza poco ejercicio físico.

Existen algunas enfermedades genéticas específicas que se producen por determinada mutaciones que producen niveles muy elevados de colesterol, como la hipercolesterolemia familiar y la hiperlipemia combinada familiar, pero estos son casos puntuales.

Café y colesterol ¿Su preparación influye?

Sabemos que el café no destaca por sus cualidades nutricionales, de hecho, apenas tiene calorías y su contenido en proteínas, grasas e hidratos de carbono es prácticamente nulo pero contiene dos sustancias que aumentan los niveles de colesterol en la sangre.

El cafestol y el kahweol son lípidos presentes en el aceite derivado de los granos del café de forma variable según la presentación y se traspasan a la bebida en mayor o menor cantidad dependiendo del método de preparación que se elija.

Los granos de café arábica contienen cafestol y kahweol en una proporción mayor, mientras que los granos de robusta contienen la mitad de cafestol y poco kahweol en comparación y según diversos estudios el cafestol eleva el colesterol sanguíneo más que el kahweol (7) pero los mecanismos de acción que se generan no se conocen completamente.

Ambos componentes son extraídos mediante agua caliente, pero son retenidos en el filtro de papel en más del 50%, por lo que no pasan totalmente a la bebida. Este efecto solo se produce en filtros de papel, los filtros de tela no retienen una gran cantidad de esos lípidos y por ende tendrían una mayor influencia en la aparición de hipercolesterolemia.

Alcohol y colesterol en sangre

Las bebidas alcohólicas sí tienen calorías pero éstas no se pueden considerar un factor muy influyente en el aumento de colesterol sanguíneo, de hecho, numerosos estudios consideran que el alcohol es benéfico para evitar problemas arteriales.

Una de las explicaciones es que el etanol, presente en cualquier bebida alcohólica, aumenta la concentración de apolipoproteína A (apoA), que es un compuesto responsable de transportar al colesterol "bueno" o colesterol HDL. Esto genera un descenso en los niveles de LDL en la sangre.

Aun hacen falta muchas pruebas para comprobar esta suposición y descartar otros factores que podrían ser los responsables de esta reacción. Por ahora los médicos y científicos recuerdan que incluso el consumo de bebidas alcohólicas en cantidades moderadas tiene más riesgos que beneficios, sobre todo en personas que tienen un historial familiar y ya han tenido niveles altos de colesterol en otras ocasiones.

Bibliografía.

(7) Gross G, Jaccaud E, Huggett AC. Analysis of the content of the diterpenes cafestol and kahweol in coffee brews. Food Chem Toxicol 1997; 35: 547-554.

Capítulo 7. Hipertrigliceridemia

La hipertrigliceridemia es una condición caracterizada por el exceso de triglicéridos en la sangre. La mayoría de pacientes no experimentan síntomas, a menos que se desarrolle una pancreatitis, pero se trata de un efecto colateral que no ocurre en todos los casos.

Los triglicéridos altos son una condición muy extendida en la actualidad debido a los malos hábitos alimenticios y la vida sedentaria impuestos por el estilo de vida de nuestra sociedad, donde se ocupa mucho tiempo en el trabajo y se da preferencia a comidas industriales ricas en grasa.

En una misma persona los niveles de triglicéridos varían con la edad, pero se considera normal y saludable un valor menor a 150 mg/dL. Cuando se sobrepasa esta cifra la persona corre un mayor riesgo de padecer alguna enfermedad coronaria.

En un estudio que implicó miles de pacientes (8) se concluyó que un aumento de 1 mmol/l de triglicéridos aumenta el riesgo de sufrir una enfermedad cardiovascular en aproximadamente 32% en hombres y 76 % en mujeres. Si fuésemos conscientes de este efecto quizás tomaríamos medidas preventivas más rigurosas
.

¿A qué se debe la hipertrigliceridemia?

Cuando se ingiere algún alimento y se cubren las necesidades calóricas del cuerpo el hígado produce triglicéridos, que también puede convertirse en colesterol cuando se activan ciertas rutas metabólicas.

Cuando comes, la grasa de los alimentos es digerida y los triglicéridos son liberados al torrente sanguíneo para ser empleados al realizar actividades o para mantener las funciones vitales. La parte que no se utiliza se almacena como grasa y el exceso se refleja en la sangre, pero hay otras maneras de desarrollar hipertrigliceridemia.

Las personas con sobrepeso, por ejemplo, tienen más calorías convertidas en colesterol y triglicéridos, lo que los hace más propensos a desarrollar la enfermedad. Al igual que ocurre con personas que consumen anticonceptivos orales y ciertos esteroides aunque mantengan una alimentación saludable.

Una enfermedad hepática o renal, ciertas condiciones metabólicas como hipotiroidismo o diabetes, y la genética también aumentan considerablemente la probabilidad de padecer hipertrigliceridemia.

De nuestros tres productos a analizar en el libro, el café y el alcohol influyen en el aumento de triglicéridos. El café, como ya vimos en el capítulo anterior contiene dos sustancias capaces de modificar el perfil lipídico de una persona, el alcohol por su parte, hace que el hígado produzca más triglicéridos lo que a su vez limita la eliminación de grasa del torrente sanguíneo.

Alcohol y niveles altos de triglicéridos

La ingesta de bebidas alcohólicas en grandes cantidades afecta directamente los niveles de colesterol "malo" o colesterol-LDL debido a lo difícil que es para el organismo metabolizar el alcohol, es decir, el hígado no es capaz de absorberlo rápidamente y eliminarlo.

La mala absorción y eliminación del alcohol lleva a una acumulación en la sangre y estos niveles elevados pueden generar daños tanto en el hígado, como en el cerebro y corazón. La tasa de metabolización varía según la concentración de alcohol que ya tenga la persona, la salud de su hígado y la propia capacidad del cuerpo, que disminuye a medida que pasa el tiempo.

Hasta cierta dosis, el alcohol puede aumentar el colesterol-HDL o colesterol "bueno" pero más allá de una ingesta moderada aumenta los niveles de LDL. Esto se debe a que algunas bebidas alcohólicas contienen compuestos fenólicos y taninos, que actúan como un cardioprotector.

Otro efecto del alcohol es que su ingesta en exceso provoca que el organismo absorba nutrientes secundarios haciendo que el colesterol no se degrade ni se elimine y se acumule en los tejidos arteriales obstaculizando la circulación sanguínea hacia el corazón y cerebro.

En conclusión, el alcohol aumenta el colesterol y afecta nuestra salud de una manera importante, por lo que deben consumirse con moderación si contamos con una salud óptima y evitarse a toda costa si somos propensos a enfermedades.

Bibliografía.

(8) Hokanson, John E, Austin, Melissa A (1996). Plasma triglyceride level is a risk factor for cardiovascular disease independent of high-density lipoprotein cholesterol level: a metaanalysis of population-based prospective studies. Journal of cardiovascular risk (SAGE Publications) 3 (2): 213-219.

Capítulo 8.Obesidad del adulto

El sobrepeso y la obesidad son trastornos en los que existe una acumulación anormal o excesiva de grasa en el cuerpo. Para adultos, la Organización Mundial de la Salud (OMS) define que una persona padece de sobrepeso cuando su índice de masa corporal (IMC) es igual o superior a 25 y es obesa cuando supera el 30%.

La obesidad hoy en día es casi una pandemia. Solamente en los últimos cuarenta años su prevalencia se ha triplicado y es responsable de enfermedades cardiovasculares, diabetes, osteoartritis y cáncer de próstata, hígado, vesícula y endometrio.

En el año 2014 se realizó un estudio en España (9) en el que se descubrió que el 39,3% de los adultos de esta nación sufren sobrepeso y que el 21,6% padecen obesidad. La prevalencia de obesidad abdominal fue de 43,3% en mujeres y de 23,3% en hombres.

La causa de esta condición es muy sencilla pero tiene grandes implicaciones en nuestro estilo de vida actual. A nivel mundial es más frecuente una alta ingesta calórica proveniente de grasas y alimentos procesados, mientras que la actividad física se ha reducido de manera importante debido a las horas laborales, métodos de transporte y construcción de urbanismos.

Como resultado de este cambio en nuestros hábitos se genera un desequilibrio energético entre lo que consumimos y lo que nuestro cuerpo gasta, y como hemos visto anteriormente la energía que no se utiliza se almacena en el tejido para momentos de ayuno prolongado, pero en nuestro caso no se presentan y esas reservas permanecen con nosotros y crecen.

Alcohol y sobrepeso

Las personas que ingieren alcohol con cierta regularidad pueden afirmar que el contorno de su cintura aumenta durante las temporadas en que abusan de la bebida, éste es un efecto conocido por todos, lo que la mayoría ignora es que este efecto a largo plazo es un precursor de obesidad.

Según un estudio europeo sobre cáncer y nutrición (10) el consumo de alcohol a lo largo de la vida en hombres y mujeres produce adiposidad abdominal y un aumento importante del contorno de la cintura, pero además en los hombres provoca obesidad con aumento del índice de masa corporal.

Para demostrarlo los investigadores hicieron un seguimiento durante nueve años a 258.177 individuos, con edades comprendidas entre 25 y 70 años y abarcó diez países europeos. En una segunda parte de la investigación trataron de separar la influencia entre el alcohol y la cerveza descubriendo lo siguiente.

La cerveza tiene más influencia que el vino para el aumento de peso, pero ambos tienen un papel importante sobre la aparición y acumulación de grasa abdominal, específicamente, los hombres que consumen más cerveza tienen un riesgo de 75% de acumular grasa en el abdomen mientras que quienes consumen vino un 25%.En mujeres el riesgo para la cerveza es casi el doble que para el vino.

Tabaco, alcohol y obesidad

Por lo general, los fumadores son personas delgadas y a nivel de la medicina no se asociaba el sobre peso con el hábito de fumar, sin embargo, un estudio reciente publicado por el Centro Internacional de Investigaciones sobre el Cáncer indica que cuantos más kilos de sobrepeso tiene una persona mayor son las posibilidades de fumar.

Para este estudio se utilizaron marcadores genéticos y evaluaron cerca de 450.000 personas, descubriendo que el vínculo entre el índice de masa corporal y la exposición al tabaco puede deberse a bases biológicas comunes sobre comportamientos adictivos como la adicción a la nicotina y una mayor ingesta calórica.

Este estudio se llevó a cabo como una forma de prevenir la incidencia mundial de cáncer, pero para nosotros sirve incentivo para revisar nuestras conductas asociadas a la alimentación y sobre todo a los productos que tratamos en este libro, que pueden llevarnos a una dependencia difícil de romper.

Bibliografía.

(9) Javier Aranceta-Bartrina, Carmen Pérez-Rodrigo, Goiuri Alberdi-Aresti, Natalia Ramos-Carrera y Sonia Lázaro-Masedo (2014) Prevalencia de obesidad general y obesidad abdominal en la población adulta española. Rev Esp Cardiol. 2016;69(6):579–587

(10) MM Bergmann (2011) The association of lifetime alcohol use with measures of abdominal and general adiposity in a large-scale European cohort. European Journal of Clinical Nutrition, October 2011.

(11) Cancer Research UK (2019) Obese people outnumber smokers two to one. Science Daily. Disponible en: www.sciencedaily.com/releases/2019/07/19070221 1335.htm.

Capítulo 9. Síndrome metabólico

Conocido originalmente como síndrome X, el síndrome metabólico es un conjunto de trastornos que se presentan al mismo tiempo y aumentan el riesgo de padecer una enfermedad cardíaca, un accidente cerebrovascular y diabetes tipo 2.

El síndrome metabólico no es una enfermedad, se trata de una condición en la que la persona manifiesta un aumento de presión arterial, niveles de azúcar en sangre altos, exceso de grasa corporal alrededor de la cintura y niveles anormales de colesterol.

Padecer solo uno de estos trastornos no significa que se tiene el síndrome y que eventualmente se desarrollarán el resto de síntomas, a nivel de diagnóstico se considera que la persona tiene síndrome metabólico cuando hay más de dos de los problemas mencionados al mismo tiempo.

Hasta hace algunos años los niveles de colesterol y azúcar altos se asociaban exclusivamente con la edad adulta, pero lo cierto es que hoy en día los niños y adolescentes presentan estos problemas en su organismo y son propensos a desarrollar el síndrome, de hecho, 1 de cada 10 lo tiene y más de un tercio de los adolescentes obesos.

¿Cuáles son las causas de este trastorno?

La ciencia considera que el sobrepeso, la obesidad y la falta de actividad física son los principales responsables del desarrollo del síndrome metabólico, así como una afección llamada resistencia a la insulina.

Cuando una persona sufre de resistencia a la insulina su organismo no puede aprovechar esta hormona y por lo tanto el azúcar generado durante la digestión no entra a las células para utilizarse como combustible, entonces aparecen altos niveles de azúcar sanguíneo.

La predisposición genética también tiene un rol importante, aquellos que tienen una tendencia genética a colesterol elevado e hipertensión arterial son más propensos a desarrollar el trastorno.

En los niños y adolescentes las causas cambian en función de los procesos naturales de su organismo, se cree que la grasa corporal y la hipertensión pueden verse afectadas por la hormona del crecimiento.

Tabaco, alcohol, café y síndrome metabólico

Nos encontramos ante un trastorno que puede ser ocasionado por el consumo desmedido de tabaco, alcohol y café, tal como veremos al analizar las próximas tres investigaciones realizadas bajo tres condiciones diferentes.

En la revista digital *Circulation* (12) se publicó un estudio llevado a cabo en la población adolescente de Estados Unidos, en donde se demostró que la exposición al humo del tabaco aumenta el riesgo de que los menores desarrollen el trastorno metabólico tanto si son fumadores directos como pasivos.

Los investigadores acudieron a diferentes centros médicos y analizaron la sangre de 2.273 sujetos de 12 a 19 años para conseguir un compuesto derivado de la nicotina llamado *cotinina*, también evaluaron si en su entorno habían fumadores y si ellos mismos tenían o no el hábito de fumar.

Los resultados arrojaron que de todos los jóvenes que desarrollaron el síndrome, el 1,2% no habían estado expuestos al humo del tabaco, el 5,4% eran fumadores pasivos y el 8,7% consumían tabaco.

Por su parte, al alcohol solo le hace faltan dos bebidas diarias para aumentar el riesgo de síndrome metabólico en un hombre adulto, así lo demuestra otro estudio llevado a cabo en Estados Unidos (13) en el que se analizaron 1.529 personas con edades comprendidas entre los 20 y los 84 años.

Según los resultados de esta investigación, aquellos que beben en exceso están bajo un mayor riesgo de sufrir síndrome metabólico, específicamente, cuando los hombres ingieren dos bebidas alcohólicas diarias y las mujeres una. Aquellas personas que consumen alcohol en grandes cantidades de forma esporádica no presentan mayor riesgo de desarrollar el trastorno.

Y finalmente está el café, una universidad de Finlandia que estudió a pacientes con diabetes de tipo 1 descubrió que consumir tres o más tazas de café filtrado al día representa un incremento en las probabilidades de presentar síndrome metabólico, es decir, estas personas son más propensas que el resto de la población debido a su condición de salud (14).

Esta misma investigación, también encontró que aquellas personas con diabetes que ingerían café en cualquier cantidad tuvieron más probabilidades de desarrollar hipertensión, lo que para los especialistas significó una relación entre el café y el síndrome metabólico.

Bibliografía.

(12) Michael Weitzman, Stephen Cook, Peggy Auinger, Todd A. Florin, Stephen Daniels, Michael Nguyen, and Jonathan P. Winickoff (2005)

Tobacco Smoke Exposure Is Associated With the Metabolic Syndrome in Adolescents. Revista Circulation. 2005; 112:862–869.

(13) Amy Z. Fan, Marcia Russell, Timothy Naimi, Yan Li, Youlian Liao, Ruth Jiles, Ali H. Mokdad(2008) Patterns of Alcohol Consumption and the Metabolic Syndrome. The Journal of Clinical Endocrinology & Metabolism, Volume 93, Issue 10, 1 October 2008, Pages 3833–3838

(14) Stutz B, Ahola AJ, Harjutsalo V, Forsblom C, y cols. Association between habitual coffee consumption and metabolic syndrome in type 1 diabetes. Nutr Metab Cardiovasc Dis. 1 Feb 2018. pii: S0939-4753(18)30046-2. doi: 10.1016/j.numecd. 2018.01.011. PMID: 29501444.

Capítulo 10. Hígado graso no alcohólico

El hígado graso no alcohólico es una afección en la que se produce una acumulación excesiva de grasa en las células de este órgano y no se debe a un consumo desmedido de bebidas alcohólicas.

Muchos pacientes no experimentan síntomas al principio pero el avance de la patología deriva en problemas severos como la esteatohepatitis no alcohólica, donde ocurre una inflamación generalizada del hígado y eventualmente cicatrización, daño irreversible, insuficiencia y cáncer.

De todas las enfermedades hepáticas, el hígado grado no alcohólico es una de las afecciones más comunes, de hecho, el 30% de la población mundial y entre el 70 y 90% de las personas con obesidad o diabetes tipo dos están afectadas. Solo en Estados Unidos hay cerca de 80 a 100 millones de pacientes.

¿Por qué una persona desarrolla un hígado graso?

No se ha determinado con exactitud por qué algunas personas acumulan grasa en el hígado y otras no, como tampoco se conocen las causas de que algunos hígados grasos evolucionen hasta la cirrosis, pero se sabe que algunas condiciones influyen significativamente en la aparición de la enfermedad por ejemplo, la diabetes tipo dos.

El sobre peso, la resistencia a la insulina, los niveles altos de colesterol, los triglicéridos elevados, el síndrome metabólico y la hipertensión arterial, también son condiciones de salud que promueven la acumulación de grasa en el hígado de una persona.

En algunas personas el exceso de grasa actúa como una toxina en las células del hígado, por lo que se produce inflamación del órgano y esteatosis hepática no alcohólica, que es la forma avanzada de la afección.

El café puede evitar la progresión de la enfermedad

En otros capítulos asociamos el café con un aumento del colesterol en la sangre, pero cuando se trata de la acumulación de grasa en el hígado esta bebida puede tener un efecto positivo según estudio llevado a cabo en la Universidad Federico II de Nápoles (15).

Durante el estudio los autores emplearon tres modelos diferentes con ratones que se alimentaron por doce semanas con una dieta control, una dieta rica en grasas y una dieta rica en grasas más una solución de café.

Hacia el final descubrieron que la dosis diaria de café resultó en una mejora en los marcadores biológicos de esteatosis hepática no alcohólica en comparación con los que no ingirieron la bebida.

El consumo de café en los ratones demostró una reducción de alanina-aminotransferasa, una enzima cuyos niveles se elevan ante el daño hepático y un descenso en la degeneración balonizante, es decir, la degeneración de hepatocitos.

Además, según las conclusiones de los autores el café eleva los niveles de una proteína llamada zonulina-1' que disminuye la permeabilidad del intestino y protege al hígado de sufrir alteraciones.

El consumo de alcohol no es aconsejable

Actualmente, no se dispone de suficiente información para aconsejar a los pacientes con esta enfermedad sobre el consumo de alcohol, por lo que se recomienda la abstinencia, ya que el consumo excesivo de la bebida en personas con síndrome metabólico se asocia con un aumento en la progresión de la fibrosis del hígado, según la Asociación Catalana de Paciente Hepáticos (16).

El tabaco acelera el daño en pocas semanas

Un artículo publicado en la revista *Hepatology* (17) demostró que en ratas obesas con hígado graso el consumo constante de tabaco por cuatro semanas empeora la enfermedad al generar un mecanismo llamado estrés oxidativo, donde hay un cuadro de inflamación muy potente.

Los científicos pretendían descubrir el daño que puede causar la exposición prolongada al tabaco en pacientes con esta afección y concluyeron que el tabaquismo en general produce efectos nocivos sistémicos que pueden agravar cualquier enfermedad crónica y que lo más recomendable es abandonar el hábito para tener una mejor calidad de vida y evitar complicaciones.

Bibliografía.

(15) Vitaglione P, Mazzone G, Lembo V, D'Argenio G, Rossi A, Guido M, Savoia M, Salomone F, Mennella I, De Filippis F, Ercolini D, Caporaso N, Morisco F (2019) Coffee prevents fatty liver disease induced by a high-fatdietbymodulatingpathways of thegut-liver axis. J Nutr Sci. 2019 Apr 22;8:e15. doi: 10.1017/jns.2019.10. eCollection 2019

(16) Asociación Catalana de Paciente Hepáticos (2018) Consumo de alcohol en pacientes con enfermedad hepática crónica y su tratamiento. Disponible en:https://asscat-hepatitis.org/consumo-de-alcohol-en-pacientes-con enfermedad-hepática-crónica-y-su-tratamiento/

(17) Lorenzo Azzalini, José Altamirano, Ramón Bataller (2010) Cigarette Smoking Is Not Associated with Specific Histological Features or Severity of Nonalcoholic Fatty Liver Disease. Disponible en:
https://aasldpubs.onlinelibrary.wiley.com/doi/abs/10.1002/hep.23749

Capítulo 11. Gota e hiperuricemia

La gota es una forma de artritis que puede afectar a cualquier persona sin importar su edad o sexo. Cuando se habla de artritis se hace alusión a la inflamación de las articulaciones, que a nivel de la medicina puede tener varias causas, pero en el caso de la gota se debe a una acumulación de urato en esa zona.

Un paciente afectado con gota experimenta ataques repentinos e intensos de dolor, hinchazón, enrojecimiento y sensibilidad en las articulaciones, sobre todo en la articulación metatarso-falángica, que se encuentra en la base del dedo gordo del pie. El dolor suele ser más frecuentes durante las noches que en el resto del día, algunos pacientes manifiestan dolor agudo en las mañanas.

Al ser una forma de artritis, la gota implica la degradación del cartílago que protege las articulaciones y permite que se muevan de forma suave. Cuando esto sucede los huesos unidos por la articulación se rozan y dañan, además causan dolor, inflamación y rigidez.

¿Qué origina la gota?

Cuando una persona sufre de gota su organismo acumula cristales de urato en las articulaciones debido a niveles altos de ácido úrico en la sangre, esto se conoce como hiperuricemia. El cuerpo produce ácido úrico al descomponer purinas, una sustancia que forma parte del organismo y ciertos alimentos como carnes y mariscos.

De forma natural, el ácido úrico se disuelve en la sangre y pasa a través de los riñones a la orina para su eliminación, sin embargo, cuando el organismo produce mucho ácido o los riñones excretan una cantidad baja, éste se acumula y da lugar a los cristales de urato, que tienen una forma de aguja y rodean la articulación.

El dolor y la inflamación articular pueden darse aun cuando la persona tiene niveles normales de ácido úrico, esto ocurre en el 50% de los casos.

Por lo general, la gota es más frecuente en hombres y suele aparecer entre los 30 y los 50 años de edad, mientras que las mujeres afectadas manifiestan síntomas de la afección después de la menopausia.

El café ayuda a prevenir la gota

En un estudio llevado a cabo por la Universidad de Columbia Británica de Canadá y la Escuela de Medicina de Harvard (18), intentaron determinar el efecto el café puede tener la aparición de gota en adultos y para alivio de los amantes de esta bebida, puede ayudar a prevenir su aparición.

Los expertos se dedicaron a analizar los datos provenientes de un sondeo de salud y nutrición estadounidense llevado a cabo entre 1988 y 1994, además, realizaron una encuesta a más de45.869hombres de 40 a 75 años, que hasta esa fecha no presentaban ningún síntoma.

Cada participante respondió a preguntas relacionadas sus hábitos alimenticios y consumo de alcohol y hacia el final de los doce años de análisis los científicos descubrieron que 757 hombres desarrollaron gota y que el riesgo fue menor en quienes ingerían café con regularidad.

De todas las personas analizadas, quienes tomaban cuatro a cinco tazas de café tuvieron una reducción del 40% en las probabilidades de desarrollar la enfermedad y quienes ingerían grandes cantidades de café reflejaron niveles menos de ácido úrico.

Alcohol, una bebida totalmente contraindicada

Evitar la ingesta de alcohol es una de las recomendaciones más frecuentes que reciben los pacientes con gota, pero aún se cuestionaba si el vino podía afectarlos dadas las propiedades benéficas en general que se atribuyen a la bebida.

Para resolver esta inquietud un grupo de especialistas de la Universidad de Boston, Estados Unidos, examinaron las respuestas de 724 pacientes con gota que se sometieron a un seguimiento de nueve años. El 78%de los participantes eran hombres y debían responder cuestionarios sobre sus ataques de dolor, medicamentos que usaban, dieta, ejercicio y frecuencia con que ingerían alcohol (19).

Los resultados se publicaron en la revista *The American Journal of Medicine* y señalan que el vino es uno de los peores factores desencadenantes de dolor en el género masculino ya que el consumo de una o dos copas de vino aumentó el riesgo de sufrir un ataque en 138%, y la cerveza en un 75%.

Los pacientes con gota que fuman pueden tener un infarto

Fumar es otro de los hábitos que se le recomienda a los pacientes abandonar para no empeorar los síntomas de la enfermedad, pero según un estudio publicado en *Arthritis & Rheumatism* (20) también se prevendría de esta manera un infarto al miocardio.

Cada paciente con gota tiene un riesgo relativamente pequeño de padecer un infarto asociada a la propia enfermedad pero dado que se trata de una artritis inflamatoria, la elevación del riesgo puede suponer una sustancial cantidad de infartos de miocardio.

Esto se debe a que el fenómeno inflamatorio junto con el hábito de fumar aumenta las probabilidades de un daño cardiovascular, así de los 1.123hombres que desarrollaron artritis gotosa en el estudio, 118 tuvieron un infarto agudo y en comparación con los participantes saludables tuvieron un 26% más de riesgo.

Bibliografía.

(18) Choi HK, Willett W, Curhan G (2007) Coffee consumption and risk of incident gout in men: a prospective. Revista Arthritis Rheum. 2007 Jun; 56(6):2049-55.

(19) Tuhina Neogi, Clara Chen, Jingbo Niu, Christine Chaisson, David J. Hunter, Yuqing Zhang (2014) Alcohol Quantity and Type on Risk of Recurrent Gout Attacks: An Internet-based Case-crossover Study. Revista The American Journal of Medicine Volume 127, Issue 4, Pages 311–318

(20) Shuang-Chun Liu, Lei Xia, Jin Zhang, Xue-Hong Lu, Da-Kang Hu, Hai-Tao Zhang and Hai-Jun Li (2015) Gout and Risk of Myocardial Infarction: A Systematic Review and Meta-Analysis of Cohort Studies. Disponible en: https://www.ncbi.nlm.nih.gov/pmc/articles/PMC45 21845/

Capítulo 12. Hipertensión arterial

La hipertensión arterial es una elevación continua de la presión en las arterias. Se trata de una enfermedad bastante frecuente que afecta a aproximadamente un tercio de la población adulta mundial.

En el cuerpo existe un límite de presión establecido como normal, esto se debe a que el corazón debe ejercer fuerza sobre las arterias para que éstas conduzcan la sangre hacia los órganos del cuerpo humano. La presión máxima se da durante la contracción del corazón y la mínima cuando se relaja.

El aumento de fuerza tiene como consecuencia el engrosamiento de las arterias, lo que hace más difícil el paso de la sangre, esto se conoce como arterioesclerosis. También aparece el riesgo de sufrir un infarto al miocardio, trombosis cerebral o hemorragia, pero puede evitarse con un control médico adecuado.

Según datos analizados por la Sociedad Española de Hipertensión, en España existen más de 14 millones de personas afectadas y se estima que aproximadamente 4 millones de ellas aún no han sido diagnosticadas. En Estados Unidos esta cifra es tres veces más elevada y la nación tiene cerca de 75 millones de personas hipertensas.

¿Por qué se desarrolla hipertensión arterial?

Los motivos por los cuales una persona experimenta hipertensión son desconocidos, pero varios factores como herencia, edad, sexo, obesidad, consumo de sal de mesa, uso de algunos medicamentos y poca actividad física influye en que algunas personas tengan la enfermedad.

¿Qué sucede con la ingesta de alcohol sostenida?

El alcohol es una bebida que puede afectar de varias formas la presión de una persona, aun cuando ésta sea sana y no haya padecido ninguna enfermedad cardiovascular.

Cuando se ingieren más de tres tragos consecutivos el cuerpo aumenta temporalmente la presión arterial como respuesta natural ante el alcohol y si bien estos niveles descienden con el paso de las horas el consumo repetido puede generar aumentos a largo plazo.

Por otro lado, quienes consumen mucho alcohol con frecuencia y reducen el consumo a moderado pueden disminuir su presión arterial sistólica (la contracción del corazón) de 2 a 4 milímetros de mercurio (mm Hg) y su presión diastólica (la relajación del corazón) de 1 a 2 mm Hg, sin embargo, suspender el consumo de alcohol de manera abrupta no tiene un efecto benéfico.

Cuando una persona consume grandes cantidades de alcohol de forma sostenida, debe reducir paulatinamente la cantidad que bebe en un plazo de dos a tres semanas, pues al hacerlo de manera inmediata aumenta el riesgo de desarrollar presión arterial alta grave por varios días.

No existe evidencia suficiente para demostrar una relación positiva entre el consumo de alcohol y la hipertensión, como tampoco existe información suficiente para determinar si el riesgo de padecer la enfermedad gracias a la bebida es lineal o se incrementa con el volumen de la ingesta, por lo que es recomendable evitarla cuando el paciente ha sido diagnosticado con pre-hipertensión.

Tabaquismo e hipertensión

El efecto del tabaco sobre la presión arterial no da lugar a tantas variables y se puede homogenizar en la población sana gracias a un estudio realizado en el año 2004 (21) en el que se demostró que fumar aumenta de manera significativa la presión en una persona saludable.

Este efecto se debe principalmente al monóxido de carbono y a la nicotina presentes en los cigarrillos, que alteran el metabolismo y aumentan el trabajo cardíaco, la coagulación y la vasoconstricción. Si tiene este efecto en personas saludables es evidente que fumar está totalmente prohibido en personas diagnosticadas.

Café, genes e hipertensión arterial

El café, gracias a la cafeína, aumenta los niveles de presión sanguínea en el organismo tal y como ocurre cuando se ingiere alcohol, pero la diferencia con esta bebida es que no en todas las personas puede desencadenar hipertensión y esto es gracias a los genes.

Cuando el nivel de cafeína en el organismo es alto la presión arterial se eleva y entran en acción unas enzimas especiales que se encargarán de metabolizarla y hacer que los valores regresen a sus valores originales. Los individuos que tienen el gen que sintetiza la enzima CYP1A2 tienen la capacidad de metabolizar la cafeína de forma rápida, pero no ocurre lo mismo en quienes tienen la variante CYP1A2*1F.

Así pues, estos últimos sí pueden experimentar una presión alta en el tiempo si su consumo de café es excesivo y frecuente, así lo demostró el estudio en el que se descubrió que las personas con CYP1A2*1F que toman tres tazas de café al día, tienen un 36% más de probabilidades de sufrir un ataque cardíaco que aquellas personas que solo toman una.

Bibliografía.

(21) Galán Morillo, Campos Moraes y Pérez Cendón (2004) Efectos del tabaquismo sobre la presión arterial de 24 horas. Revista cubana de medicina, 43: 5-6. 2004

(22) Hamer Marka, Williams Emily, Vuononvirta Raisab, Gibson Leighc, Steptoe Andrew (2006) Association between coffee consumption and markers of inflammation and cardiovascular function during mental stress. Revista Journal of Hypertension: November 2006 - Volume 24 - Issue 11 - p 2191–2197

Capítulo 13. Diabetes mellitus

La diabetes es una enfermedad que tiene lugar cuando el páncreas no puede producir suficiente insulina o cuando esta hormona se fabrica en niveles adecuados pero las células receptoras no pueden utilizarla.

Se trata de una patología crónica que afecta la forma en que el cuerpo utiliza el azúcar proveniente de la alimentación y lamentablemente su incidencia es alta. Nada más en España se diagnostican anualmente 11,58 casos nuevos por cada mil personas y actualmente el 13,8% de la población ya está afectada en este país.

Existen diferentes tipos de diabetes pero por lo general se consideran dos como las principales. La diabetes tipo I, más común en jóvenes y niños, se genera por la destrucción de las células productoras de insulina que da lugar al cese de la producción de la hormona, en cambio, la del tipo II se produce por una resistencia progresiva a la insulina, es más frecuente en adultos mayores de 40 años.

Una mujer puede desarrollar diabetes gestacional durante el embarazo, pero la condición desaparece tras el parto, al igual que sucede en las personas medicadas con corticoides, que por acción del medicamento experimentan la enfermedad de manera inducida y una vez que la sustancia se retira el efecto ya no estará presente.

¿Por qué se desarrolla la diabetes?

La diabetes tipo I se produce por una respuesta autoinmune, es decir, cuando el sistema inmunológico ataca a las células del páncreas al desconocerlas como parte del organismo. La medicina no conoce las causas de esta condición.

Por su parte, la diabetes tipo II está muy vinculada con la obesidad porque el tejido graso produce sustancias que disminuyen la sensibilidad de los receptores de la insulina, pero la genética, el estilo de vida y la actividad física tienen un impacto importante. Veamos cómo el alcohol, el tabaco y el café influyen en la enfermedad.

Las mujeres que beben alcohol corren más riesgos

En Suecia, un grupo de investigadores de la Universidad de Umea (23)concluyeron un experimento que comenzó en el año 1981 y pretendía determinar cómo afectaba la salud el consumo frecuente de alcohol desde la adolescencia hasta la edad adulta media, por lo que los participantes fueron analizados desde los 16 hasta los 40 años de edad.

Hacia el 2017 se descubrió las mujeres que mantuvieron un consumo alto de alcohol tenían altos niveles de glucosa en la sangre y esto se considera un importante factor de riesgo para desarrollar diabetes tipo 2, de hecho, algunas mujeres del estudio desarrollaron la enfermedad, pero este efecto no se observó en el género masculino.

Los investigadores creen que el etanol es el responsable de generar resistencia a la insulina, lo que aumenta la glucemia, pero lo que no han podido comprender es por qué este efecto es más acentuado en las mujeres que en los hombres.

Fumar aumenta las probabilidades de muerte prematura

Según un estudio llevado a cabo por siete años en la Universidad de Colorado, Estados Unidos (24), fumar aumenta las probabilidades de muerte prematura en los pacientes diabéticos debido a que acarrea otras complicaciones de salud.

El estudio abarco a más de 53.000 estadounidenses que fueron fumadores o que lo son en la actualidad y abarcaba tanto a personas saludables como diagnosticadas con diabetes. Se descubrió que el riesgo de una muerte prematura era del doble en los fumadores diabéticos.

Según los resultados, las mujeres fumadoras con diabetes tienen más probabilidades que los hombres de fallecer a causa de cáncer de pulmón en comparación con las mujeres sin la enfermedad.

El café puede prevenir la diabetes

Actualmente existe mucha controversia sobre si el café realmente puede prevenir la diabetes o no, algunos estudios sugieren que no se puede considerar una medida preventiva mientras que otros, como el que sigue a continuación, demostraron que reduce las probabilidades de manera significativa.

Algunos investigadores de la Universidad de Harvard (25) analizaron los datos de un estudio médico sostenido por 20 años, en este tiempo, cada 2 años se recogía información sobre el estilo de vida, condiciones físicas, salud y hábitos de consumo de los participantes con la idea de evaluar el efecto de la ingesta de café.

Transcurrido los 20 años, las personas que bebieron una taza y media diaria demostraron 11% menos probabilidades de padecer diabetes tipo II, mientras que aquellos que redujeron su consumo aumentaron las posibilidades a un 17%.

Los expertos señalan que el café contiene compuestos fenólicos y que éstos mejoran el metabolismo de la glucosa, por lo que los niveles en la sangre se mantienen estables. Además explican, que la bebida contiene magnesio, que es un elemento asociado a la prevención de la enfermedad.

Bibliografía.

(23) Nygren K, Hammarström A, Rolandsson O (2017) Binge drinking and total alcohol consumption from 16 to 43 years of age are associated with elevated fasting plasma glucose in women: results from the northern Swedish cohort study. BMC Public Health. 2017 Jun 8; 17(1):509. doi: 10.1186/s12889-017-4437-y

(24) Kavita Garg, M.D., professor, radiology, University of Colorado, Aurora; Patricia Folan, D.N.P., director, Center for Tobacco Control, Northwell Health, Great Neck, N.Y.; Joel Zonszein, M.D., director, Clinical Diabetes Center, Montefiore Medical Center, New York City; Gerald Bernstein, M.D., endocrinologist and coordinator, Friedman Diabetes Program, Lenox Hill Hospital, New York City; Nov. 22, 2016.Conferencia en Radiological Society of North America, Chicago.

(25) Harvard Health Publishing (2014) Coffee may help reduce type 2 diabetes risk, say Harvard researchers. Disponible en: https://www.health.harvard.edu/diseases-and-conditions/coffee-may-help-reduce-type-2-diabetes-risk-say-harvard-researchers

Parte III. Trastornos hormonales

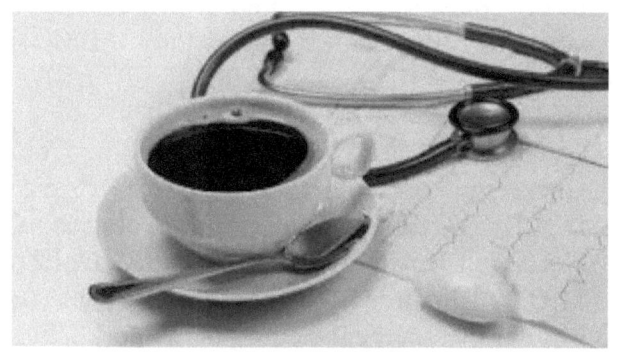

Capítulo 14. Nódulos tiroideos

Los nódulos tiroideos son bultos sólidos o acumulaciones acuosas que se forman en la glándula tiroides, ubicada en la base de cuello, más arriba del esternón. Estas formaciones se consideran tumores pues se trata de un crecimiento anormal en las células, sin embargo la incidencia de cáncer es muy baja.

Los nódulos tiroideos no son graves y no causan síntomas en las personas, de hecho, en el 90% de los casos son tumores benignos y el paciente no se entera del abultamiento hasta que llega a consulta y un profesional de la salud le hace un respectivo estudio con imágenes o una revisión rutinaria del cuello.

Esta condición es bastante común, se estima que al cumplir 60 años la gran mayoría de la población tiene un nódulo benigno de pequeño tamaño. En muy pocos casos los nódulos crecen lo suficiente para ser visibles, obstruir las vías respiratorias o imposibilitar la deglución, es decir, el paso de los alimentos.

En algunos pacientes los nódulos producen une exceso de hormona tiroidea y se genera hipertiroidismo, pero por lo general este tipo de protuberancias son benignas ya sean sólidas o quistes llenos de líquido y hormona tiroidea almacenada.

Los nódulos tiroideos que son benignos y algunos pacientes no ameritan tratamiento, solo un seguimiento riguroso y vigilancia médica para cerciorarse de que no haya un aumento de tamaño u otros síntomas.

¿Qué origina los nódulos en la tiroides?

La medicina no conoce las causas exactas por las cuales se puede presentar un nódulo en la glándula tiroides, pero se sabe que hay una mayor incidencia en el género femenino, sobre todo entre los 20 y 40 años, que coincide con la edad reproductiva.

La tiroiditis de Hashimoto, que es otro tipo de trastorno y la causa más común de hipotiroidismo, se asocia con un mayor riesgo de desarrollar nódulos, pero no se considera el único factor responsable, solo aumenta la probabilidad.

Se cree que la deficiencia de yodo también puede promover la aparición de estos pequeños tumores, pero es muy poco frecuente esta carencia en la dieta diaria debido a que se ha agregado este elemento en productos industriales como la sal de mesa.

¿El tabaco, alcohol y café pueden generarlos?

Hasta la fecha no hay suficientes estudios que demuestren que el consumo de café, alcohol o el tabaquismo sean responsables del desarrollo de nódulos tiroideos, pero se sabe que el tabaco aumenta el riesgo de padecer hipertiroidismo y que éste a su vez, puede generar tumores en la glándula.

Al ser una condición que no representa un riesgo importante para la salud, la mayoría de estudios científicos se han centrado en otros trastornos hormonales relacionados con esta glándula tal y como veremos en los capítulos siguientes.

Capítulo 15. Cáncer de tiroides

Este trastorno hormonal conocido como cáncer de tiroides se produce en la glándula que lleva este nombre y se ubica, según aprendimos en el capítulo anterior, en la base del cuello. El cáncer de tiroides se origina cuando las células sufren algún cambio genético o mutación y comienzan a crecer de manera descontrolada.

El desorden en el ADN de una persona permite que las células crezcan y se multipliquen con rapidez y que no obedezcan al ciclo normal de nacimiento y muerte, lo que conduce a la formación de un tumor. En algunas personas las células invaden los tejidos cercanos y se propagan por el organismo. Esto aplica para el cáncer de tiroides, pero ocurre de forma similar en cualquier variante de la enfermedad.

Existen diferentes tipos de cáncer de tiroides, por ejemplo, el papilar se forma a partir de las células foliculares que se encargan de producir y almacenar la hormona tiroidea. También está el cáncer medular de tiroides, que se origina en las células C productoras de la hormona calcitonina. Las formas más agresivas de la enfermedad son el cáncer anaplásico de tiroides y el linfoma, pero por fortuna se presentan en menos del 4% de los casos.

¿Qué lo origina?

No se sabe qué origina esta patología, pero se conocen tres factores de riesgo. El sexo femenino para ser más propenso a este tipo de cáncer en comparación con la incidencia que se manifiesta en los hombres.

De igual forma, se sabe que la exposición a altos niveles de radiación, ya sea por tratamientos o a nivel industrial aumentan las probabilidades de padecer cáncer en la tiroides y ciertos síndromes genéticos heredados como la neoplasia endocrina múltiple o el cáncer medular de tiroides hereditario.

¿El alcohol es un factor de riesgo?

Las bebidas alcohólicas no se consideran un factor de riesgo específico para el cáncer de tiroides, sin embargo, el alcohol en sí mismo es una sustancia cancerígena que puede afectar cualquier parte del cuerpo según la Agencia Internacional para la Investigación del Cáncer (IARC) (26).

Este instituto se encarga de clasificar los productos químicos y agentes en función de su capacidad para producir cáncer y clasifica las bebidas alcohólicas como "grupo 1", es decir, que existe mucha evidencia de pueden causar algunos tipos de cáncer en humanos y no están muy lejos de la verdad.

El consumo excesivo de alcohol se asocia con cáncer de cabeza y cuello, esófago, seno e hígado gracias a diversos estudios llevados a cabo en las últimas décadas, pero ¿Por qué esta bebida resulta peligrosa? La respuesta es sencilla, gracias al etanol que se contiene y al acetaldehído que se produce en el organismo al ingerirlo.

Cuando el alcohol llega al hígado se descompone y forma acetaldehídos, una sustancia capaz de provocar cambios y mutaciones en el ADN del consumidor, lo que aumentan el riesgo de cáncer de cualquier tipo.

El tabaco como factor de riesgo

El tabaco tampoco es una causa específica de cáncer de tiroides, pero sí lo es del cáncer en general y es uno de los productos más dañinos que se pueden consumir ya que afecta pulmones, laringe, boca, esófago, garganta, vejiga, riñón, hígado, estómago, páncreas, colon, recto, y cérvix, también puede producir leucemia mieloide aguda.

Quien fuma o es fumador pasivo tiene un mayor riesgo de cáncer debido a que el tabaco contiene 69 compuestos químicos que dañan el ADN y al ocasionar daño, las células crecen sin control y dejan de cumplir su función correctamente.

El café puede prevenir el cáncer

Durante un tiempo se sospechó que el café pudiese producir cáncer pues se consideraba que contenía acrilamida. La acrilamida es un compuesto orgánico que aparece en los vegetales cuando se someten a altas temperaturas, por ejemplo, al freírse, se ha demostrado que esta sustancia aumenta el riesgo de desarrollar tumores malignos.

Pero un artículo publicado por Agencia Internacional de Investigación sobre el Cáncer (27) demostró que dicha bebida en realidad no contiene acrilamida así que no se puede considerar peligroso su consumo.

Por otro lado, una investigación llevada a cabo en 10 países europeos (28) se centró en relacionar el consumo de cáncer con la ingesta de café y las diferencias raciales, por lo que las 520 mil personas estudiadas eran afroamericanos, hawaianos, japoneses-americanos, latinos, blancos y nativos americanos.

En general, los resultados demostraron que las personas que tomaban entre dos y cuatro tazas de café diarias tenían un riesgo de muerte prematura 18% menor en comparación con las personas que no tomaban café y que además hay menos probabilidad de contraer cáncer si se bebe regularmente café.

Los investigadores concluyeron que bajo las condiciones de su estudio, la mortalidad estaba inversamente relacionada con el consumo de café para enfermedades cardíacas, cáncer, enfermedades respiratorias, accidentes cerebrovasculares, diabetes y enfermedad renal, en otras palabras, mantener un consumo de café regular y moderado disminuye el riesgo de estas patologías.

Bibliografía.

(26) IARC Working Group on the Evaluation of Carcinogenic Risks to Humans. Alcohol consumption and ethyl carbamate. IARC Monographs on the Evaluation of Carcinogenic Risks in Humans 2010;96:3-1383.

(27) Agencia Internacional de Investigación sobre el Cáncer (2013) The Acrylamide Working Group. Disponible en: http://epic.iarc.fr/research/acrylamide.php

(28) Gunter MJ, Murphy N, Cross AJ (2017) Coffee Drinking and Mortality in 10 European Countries: A Multinational Cohort Study. Ann Intern Med. 2017 Aug 15;167(4):236-247. doi: 10.7326/M16-2945. Epub 2017 Jul 11.

Capítulo 16. Hipotiroidismo

El hipotiroidismo o tiroides hipoactiva, es un trastorno en el que la glándula tiroides no produce la cantidad suficiente de ciertas hormonas implicadas en el metabolismo, y por ende el cuerpo no puede funcionar de la manera correcta.

A causa de esta deficiencia, en el paciente con hipotiroidismo puede aparecer obesidad, infertilidad, dolor articular y enfermedades cardiacas, esto se debe a que las hormonas tiroideas controlan la velocidad con que se queman las calorías, la rapidez de los latidos cardiacos y la activación de hormonas sexuales, pero las personas no suelen notar los síntomas en etapas tempranas del trastorno.

Por motivos desconocidos hasta la fecha, el género femenino tiene diez veces más posibilidades de contraer hipotiroidismo que el masculino, además, se hace presente en el 7% de las mujeres después del parto y en el 5% de los embarazos.

¿Qué causa el hipotiroidismo?

La causa más frecuente de hipotiroidismo es la enfermedad de Hashimoto, que es un trastorno autoinmune donde las células del sistema inmunológico atacan a la glándula tiroides. Los nódulos tiroideos, el tratamiento con radiación, ciertos medicamentos, la genética y la tiroiditis, también se consideran factores de riesgo para el desarrollo del trastorno.

Algunas mujeres desarrollan hipotiroidismo durante o después del embarazo, esto se denomina hipotiroidismo posparto, y se debe a que un descontrol en el sistema inmune hace que los anticuerpos ataquen la glándula tiroides de la madre, lo que pone en riesgo al bebé de nacer con problemas físicos y mentales, como el autismo, bajo peso al nacer o altas probabilidades de aborto.

Alcohol e hipotiroidismo

No existe mucha evidencia de que el alcohol sea responsable del desarrollo de hipotiroidismo a pesar de que se habla en términos generales del daño en la glándula tiroides por exceso de bebida.

De acuerdo a una investigación realizada por un grupo de investigadoras ecuatorianas (29), el perfil tiroideo de los pacientes alcohólicos del centro de Centro de Rehabilitación "Comunidad Terapéutica del Austro" muestra que existe cierta relación entre el alcoholismo y el desarrollo de problemas en la glándula tiroides.

El estudio se realizó en un total de 40 pacientes, 30 de ellos alcohólicos y 10 personas no alcohólicas utilizadas como grupo control, en general, la edad de los participantes estuvo entre los 18 y 60 años. A cada uno se le realizó un test para determinarla fase de la enfermedad alcohólica y se midieron los valores de hormona estimulante de tiroides (TSH), triyodotironina libre (FT3) y tiroxina libre (FT3).

Con los resultados, las investigadoras concluyeron que de los 30 pacientes alcohólicos del estudio, 83% son eutiroideos, es decir, que presentan diversas enfermedades no tiroideas agudas o función tiroidea anormal; el14% tienen hipotiroidismo subclínico, que es una alteración en la función de la glándula tiroidea con síntomas muy inespecíficos y que el 3% presentó una alteración de tipo autoinmune de la glándula tiroides.

Para estas expertas en salud fue innegable el hecho de que existe una relación entre el consumo de alcohol en exceso y el daño en la glándula tiroides, pero no pudieron demostrar que se origina un problema de salud específico, sino que facilita otras condiciones en este órgano.

Fumar afecta la glándula tiroides durante el embarazo

No se ha demostrado por medio de estudios directos que los fumadores tengan más probabilidades de desarrollar hipotiroidismo, sin embargo, recientemente se descubrió que fumar durante el embarazo afecta la función de la glándula tanto en el feto como en la madre.

La revista *The Journal of Clinical Endocrinology & Metabolism* publicó un estudio (30) en el que se midió la influencia del cigarrillo en dos etapas diferentes del embarazo: primer y tercer trimestre. En ambos grupos se descubrió que las madres experimentaban cambios en los niveles de hormonas tiroideas y que éstos no eran beneficiosos para ninguno de los dos.

Al medir la concentración de la hormona en el cordón umbilical de los recién nacido los científicos descubrieron que era baja, lo cual es alarmante si se considera que esta hormona está implicada en el desarrollo cerebral del bebé y que su ausencia puede llevar a problemas irreversibles.

En otra fase del experimento los investigadores pidieron a las madres dejar de fumar para observar si había mejoría y al hacerlo los niveles de la hormona se normalizaron y se podían comparar con el de las madres no fumadoras. De esta manera concluyeron que por fortuna, los cambios pueden revertirse rápidamente y es posible evitar complicaciones después del parto si se elimina por completo el consumo de cigarrillo.

(29) María Borja, Rita García y Diana Tapia (2012) Alteración del perfil tiroideo en pacientes alcohólicos del centro de rehabilitación "comunidad terapéutica del austro". Disponible en: http://dspace.ucuenca.edu.ec/bitstream/123456789/2451/1/tq1002.pdf

(30) Beverley Shields, Anita Hill, Mary Bilous, Beatrice Knight, Andrew T. Hattersley, Rudy W. Bilous, Bijay Vaidya (2009) Cigarette Smoking during Pregnancy Is Associated with Alterations in Maternal and Fetal Thyroid Function. Revista The Journal of Clinical Endocrinology & Metabolism, Volumen 94, Issue 2, 1 February 2009, Pages 570–574, https://doi.org/10.1210/jc.2008-0380

Capítulo 17. Tiroiditis crónica de Hashimoto

También conocida como enfermedad de Hashimoto, tiroiditis autoinmune o tiroiditis linfocítica crónica, es una afección en la que el sistema inmune tiene una reacción defensiva contra la glándula tiroides y la ataca como si se tratase de un agente patógeno.

La enfermedad se origina tras una agresión inespecífica inicial que pone en marcha la proliferación de linfocitos y la liberación de mediadores, que interactúan con las células foliculares de la tiroides y terminan provocando su apoptosis, es decir, su defunción.

El nombre de esta afección endocrina proviene del médico japonés Hakaru Hashimoto, quien realizó la primera descripción en 1912 y la llamó bocio linfomatoso. También se utiliza el término "tiroiditis" pero esto se debe a que el ataque del sistema inmune produce la inflamación de la glándula y que adquiera un tamaño más voluminoso.

Como la tiroides forma parte del sistema endocrino, produce y coordina muchas funciones corporales importantes, así que su falla causa diversos problemas en el organismo, incluso otras enfermedades como el hipotiroidismo. En algunos casos la enfermedad de Hashimoto se presenta con insuficiencia suprarrenal y diabetes tipo 1 y forma parte de una afección que se denomina síndrome poliglandular autoinmune tipo 2 (PGAII).

Las mujeres en edad media son más propensas a la tiroiditis autoinmune, pero también es posible que aparezca en hombres, niños, jóvenes y personas de la tercera edad. En cualquier caso, los síntomas tardan desde meses hasta años en percibirse y con el tiempo la capacidad de la glándula tiroides se ve reducida enormemente.

¿Qué causa la enfermedad de Hashimoto?

Hasta la fecha no se sabe qué causa exactamente la respuesta inmune que desencadena la enfermedad de Hashimoto. Algunos científicos consideran que un virus o una bacteria podrían ser responsables de esta reacción en el cuerpo, otros relacionan los síntomas con una falla genética, al igual que ocurre con otras enfermedades inmunológicas como la artritis reumatoide.

Por ahora se considera que tanto factores hereditarios, como el sexo y la edad de la persona determinan la probabilidad de que aparezca el trastorno, por eso, es más frecuente que un paciente afectado tenga familiares en condiciones semejantes.

El café y el alcohol no figuran como sustancias detonantes de esta enfermedad, tampoco hay indicios de que la mejoren o ayuden a prevenirla, en cambio, el tabaquismo sí tiene cierta influencia y eso lo veremos a continuación.

Tabaquismo y enfermedad de Hashimoto

Fumar afecta la función de la glándula tiroides de forma generalizada y puede crear múltiples anormalidades según un estudio publicado hace más de veinte años en la revista *The New England Journal of Medicine* (31).

Los investigadores a cargo se concentraron en estudiar mujeres fumadoras con hipotiroidismo y descubrieron que el hábito, gracias a la cantidad de sustancias tóxicas que trasmite al cuerpo, disminuye aún más la secreción de la hormona y su efecto en el organismo. En las mujeres con hipotiroidismo subclínico el cigarrillo agudizó la deficiencia de la hormona y esto se evidenció en concentraciones séricas más bajas.

Los pacientes fumadores con la enfermedad de Hashimoto también tienen más probabilidades de un fallo en la glándula y por ende el desarrollo de hipotiroidismo, pero esto se debe específicamente al cianuro presente en el humo del tabaco.

El cianuro se desprende de los cigarrillos en el momento en que se encienden y una vez dentro del cuerpo se convierte en tiocianato, que actúa como un agente antitiroideo e inhibe la captación de yodo y la síntesis de hormona tiroidea.

Así que el tabaco no es un responsable directo de la enfermedad de Hashimoto, pero sí puede facilitar las condiciones para que se produzca una falla más pronunciada en la hormona, es decir, hipotiroidismo, que en la mayoría de los casos deriva de esta enfermedad.

Bibliografía.

(31) Robert D. Utiger, M.D (1995) Cigarette Smoking and the Thyroid. Revista The New England Journal of Medicine 1995; 333:1001-1002 DOI: 10.1056/NEJM199510123331510

Capítulo 18. Hipertiroidismo

El hipertiroidismo, también conocido como tiroides hiperactiva, es un trastorno en el cual la glándula tiroides produce un exceso de hormonas y como consecuencia en el cuerpo se producen cambios generalizados en los sistemas vitales.

La función de la glándula tiroides es producir varias hormonas, entre ellas la tiroxina (T4) y la triyodotironina (T3), que se encargan de controlar el uso de grasas y carbohidratos, la temperatura corporal, frecuencia cardíaca y la producción de proteínas.

Cuando una persona padece hipertiroidismo todas estas funciones se ven aceleradas debido al exceso de la hormona tiroxina, por lo que experimenta una pérdida de peso repentina, sudoración, palpitaciones, dificultad para dormir, cambios en el grosor y cantidad del cabello, debilidad muscular y un estado de ánimo irritable.

Esta afección se manifiesta aproximadamente en el 1% de la población mundial, y se presenta principalmente en las mujeres entre los 30 y 40 años de edad, los pacientes con otros problemas en la tiroides y las personas mayores de 60 años.

Como es una enfermedad que afecta los sistemas vitales del organismo, su evolución implica otros problemas como la insuficiencia cardiaca congestiva y osteoporosis, pero los síntomas son poco perceptibles al principio.

¿Por qué una persona padece hipertiroidismo?

Una persona puede desarrollar hipotiroidismo a causa de una enfermedad relacionada con la tiroides, por ejemplo, la enfermedad de Plummer, donde la glándula se atrofia por la producción en exceso de hormona tiroidea y la aparición de un bocio multinodular.

La enfermedad de Graves, que es un trastorno autoinmune, produce demasiados anticuerpos estimulantes de la T4, lo que también induce el hipertiroidismo. Es común que este trastorno afecte a varios miembros de una misma familia, así que se considera que existe una causa genética.

Cuando ocurre la inflamación de la tiroides después de un embarazo es probable que la madre desarrolle la enfermedad a causa de una repuesta autoinmune o por razones desconocidas. La inflamación impide el almacenamiento de la F4 y ésta al no poder ocupar el lugar se desplaza hacia el torrente sanguíneo.

Hasta el momento no hay estudios que demuestren que el consumo de café aumenta las probabilidades de padecer hipertiroidismo, ni protege al cuerpo y puede afectarlo si ya la persona está enferma.

Con el tabaco los estudios realizados no son concluyentes, pero sí se ha demostrado que beber en exceso afecta la glándula tiroides de cierta forma.

Una persona con hipertiroidismo debe evitar el alcohol

Un estudio publicado en la revista 'The Lancet' (32) demostró que la cantidad diaria de alcohol establecida como saludable en realidad puede ser perjudicial cuando se mezcla con otros factores, por ejemplo, los hábitos sociales entorno a la bebida.

Los investigadores llevaron a cabo un metanálisis a 83 estudios realizados en 19 países industrializados y en total contaron con 600.000 personas consumidoras regulares de licor. Los datos que reunieron de los participantes fueron su edad, sexo, consumo de tabaco, incidencia de diabetes, enfermedades cardiovasculares y cantidad de alcohol ingerida en un año.

Según sus hallazgos, más de 100 gramos de alcohol puro por semana acorta la esperanza de vida de manera significativa y cada trago que se toma sobre este límite resta 30 minutos de vida, aumenta el riesgo de accidentes cerebrovasculares, aneurismas e insuficiencias cardiacas.

De acuerdo con los científicos, cada copa de más que se toma a partir de ese límite, acorta la vida en 30 minutos; además de aumentar el riesgo de accidentes cerebrovasculares, aneurismas graves e insuficiencia cardiaca, entre otros. Y en ese sentido, la conclusión de los investigadores es que los países adopten límites más bajos de consumo de alcohol recomendado.

Esto información se contrastó con las recomendaciones en los países involucrados en el estudio y se descubrió que en países como España, Portugal e Italia, donde se estableció un límite diario en función de sus costumbres, se excede casi cuatro veces la cantidad que en realidad es saludable.

Los expertos concluyeron que dado que los valores recomendados están pensados para personas absolutamente sanas, las personas con alteraciones hepáticas, cirrosis, procesos de tipo inflamatorio agudo, diabetes, hipertiroidismo, y problemas renales deben abstenerse por completo de la bebida, pues demostraron que no existe una cantidad que se pueda considerar sana.

Bibliografía.

(32) Angela M Wood, Stephen Kaptoge, Adam S Butterworth, Peter Willeit, Samantha Warnakula, Thomas Bolton (2018) Risk thresholds for alcohol consumption: combined analysis of individual-participant data for 599 912 current drinkers in 83 prospective studies. Revista The Lancet Volumen 391, ISSUE 10129, P1513-1523, APRIL 14, 2018

Capítulo 19. Osteoporosis

La osteoporosis es una enfermedad en la que la generación de los huesos es más lenta y por ende se produce una disminución de la densidad de masa ósea, haciendo el esqueleto de la persona mucho más frágil y susceptible a fracturas.

El hueso no es una entidad inerte, como se podría llegar a pensar gracias a su dureza, en realidad es tejido vivo que se descompone y reemplaza constantemente, por eso cada siete o diez años contamos con huesos totalmente regenerados por nuestro organismo.

Cuando una persona sufre de osteoporosis su cuerpo no restaura los huesos con la misma eficiencia por lo que éstos se vuelven más porosos, aumenta el número y el tamaño de las cavidades internas y se rompen con mayor facilidad.

Cualquier persona puede sufrir de esta enfermedad, pero existe una mayor incidencia en las mujeres blancas y asiáticas que sobrepasan los 60 años de edad debido a los cambios hormonales que experimenta el cuerpo femenino durante la menopausia.

¿Por qué una persona se enferma de osteoporosis?

La formación y mantenimiento de los huesos está mediada por fases destructivas y constructivas, que a su vez están determinadas por hormonas, cuando la actividad hormonal se ve afectada comienza la formación deficiente de los huesos y marca el inicio de la osteoporosis.

La dieta, los hábitos insalubres, la cantidad de vitamina D y el ejercicio son factores que propician la pérdida o ganancia de densidad ósea, por ejemplo, la actividad física regular, que podría considerarse un riesgo para los huesos débiles, sirve como estímulo para la fijación de calcio y refuerza la estructura ósea en general, no solo de la parte que se ejercita.

Una persona saludable alcanza la máxima densidad ósea posible cerca de los 30-35 años, a partir de ese momento, naturalmente se desencadena una pérdida de masa ósea no grave ni peligrosa para el individuo. En las mujeres la densidad ósea que se alcanza es menor y durante la menopausia se acelera la pérdida de hueso, por eso esta enfermedad aparece más en mujeres.

Los huesos y el consumo de café

El consumo excesivo de café podría aumentar el riesgo de osteoporosis porque puede acelerar la pérdida de hueso debido a la cafeína. Esta sustancia tiene la capacidad de hacer que los osteoblastos, las células que participan en la formación del hueso, sean menos eficientes e incluso puede matarlos. También afecta la absorción de calcio en el intestino, según un artículo publicado en La revista *Journal of Orthopaedic Surgery and Research* (33).

Este efecto no es único del café, cualquier bebida con cafeína hace lo mismo, así que el consumo de té, refrescos e infusiones de yerba mate no son más saludables ya que también contienen cafeína y como agregado xantinas, que promueven la excreción del calcio por la orina.

Alcohol y osteoporosis

El consumo de alcohol tampoco es favorable cuando hablamos de la salud ósea, ni siquiera en gente joven. Según un Curso de Osteoporosis y Patología Metabólica Ósea dictado por la Sociedad Española de Reumatología (SER)

(34), los hombres jóvenes que se exceden con la bebida debilitan su sistema esquelético y se hacen más propensos a padecer esta enfermedad.

Los expertos de esta institución explican que en los hombres existen tres causas posibles para la osteoporosis, la primera es el consumo de alcohol, que tiene efectos tóxicos sobre los huesos y afecta su formación y calidad.

En segundo lugar están los tratamientos con corticoides y en último el hipogonadismo, que es la insuficiencia de hormona masculina por alguna enfermedad.

Osteoporosis y el hábito de fumar

Desde hace mucho tiempo se sabe que el tabaco es un factor de riesgo importante para el desarrollo de la osteoporosis principalmente porque afecta el metabolismo del calcio y la vitamina D, induce la reducción de estrógenos y aumento la cantidad de andrógenos (35).

En general, los adultos mayores de 60años que aun fuman tienen de 30% a 40% más de probabilidades de fracturarse la cadera que los no fumadores de la misma edad, pero el desgaste de los huesos a causa del tabaco puede comenzar a cualquier edad.

Las formas en que el cigarrillo afecta a los huesos son muchas, por ejemplo:

- Reduce el aporte de oxígeno a los huesos y otros tejidos del cuerpo.
- Descompone el estrógeno en el cuerpo más rápidamente y esta hormona está implicada en la construcción y mantenimiento óseo, tanto en hombres como en mujeres.

- Impide la cicatrización de heridas y consolidación de fracturas.
- Está asociado con un mayor riesgo de dolor lumbar y de artritis reumatoide.
- Provoca delgadez excesiva y debilidad.

Parece que la salud de nuestros huesos es más delicada de lo que pensamos. Nuestros tres productos estudiados en el libro promueven la aparición de osteoporosis en mayor o menor medida, siendo el alcohol y el tabaco totalmente contraindicado y el café debe ingerirse en cantidades diarias moderadas.

Bibliografía.

(33) Julia Thomson (2006) What that daily COFFE is really doing to your BODY. Disponible en: https://www.pressreader.com/uk/daily-mail/20150310/282329678409435

(34) Infosalud (2019) La ingesta elevada de alcohol, una de las principales causas de osteoporosis entre los hombres, según expertos. Disponible en: https://www.infosalus.com/salud-investigacion/noticia-ingesta-elevada-alcohol-principales-causas-osteoporosis-hombres-expertos-20190218120158.html

(35) Judith S. Brand, Mei-Fen Chan, Mitch Dowsett, Elizabeth Folkerd, Nicholas J. Wareham, Robert N. Luben, Yvonne T. van der Schouw, Kay-TeeKhaw (2011) Cigarette Smoking and Endogenous Sex Hormones in Postmenopausal Women. The Journal of Clinical Endocrinology & Metabolism, Volume 96, Issue 10, 1 October 2011, Pages 3184–3192

Capítulo 20. Lipotimias

La lipotimia es un desvanecimiento temporal debido a una disminución del flujo sanguíneo hacia el cerebro. La recuperación tras esta sensación es espontánea y sucede de forma completa, es decir, la persona vuelve a la normalidad y no siente ningún otro síntoma o molestia.

La lipotimia y el síncope normalmente se confunden, pero cada uno hace referencia a una situación diferente. Cuando alguien tiene una lipotimia experimenta una sensación de desvanecimiento, hay síntomas previos y no hay pérdida del conocimiento. En cambio, un síncope no manifiesta síntomas sino que se presenta de manera imprevista y sí hay una pérdida del conocimiento o desmayo.

Antes de una lipotimia hay sudoración fría, debilidad generalizada, alteraciones visuales, náuseas, aturdimiento y sensación de calor en el rostro, todos estos síntomas se agudizan y después desaparecen en cuestión de un par de minutos.

¿Por qué se dan las lipotimias?

Ni las lipotimias ni el síncope son una enfermedad o un trastorno, son reacciones pasajeras que se pueden presentar por ansiedad, fiebre, exceso de calor, estrés, emociones fuertes o extracciones de sangre. En algunas personas una simple inyección desencadena una lipotimia, pero el efecto pasa tan pronto el procedimiento termina.

El síncope puede producirse por emociones muy fuertes, golpes, falta de oxígeno y alimentación deficiente, por ejemplo, es frecuente que una persona que no desayune se desmaye gracias a la falta de glucosa, que es la energía que utiliza el cerebro.

Así mismo, un síncope puede ser producto de problemas cardiacos, como la taquicardia ventricular y supraventricular, la disfunción del nódulo sinusal y la miocardiopatía hipertrófica.

No hay evidencia de que el tabaco pueda generar un síncope o una lipotimia, tan solo crea la sensación de mareo cuando las personas fuman por primera vez o fuman un cigarrillo tras haber dejado el hábito por mucho tiempo. El café y sobre todo el alcohol sí pueden hacer que alguien se desvanezca si lo ingiere en grandes cantidades.

El café puede afectar el flujo de sangre hacia el cerebro

La cafeína que contiene el café eleva el ritmo cardiaco cuando se ingiere en dosis moderadas, pero este aumento no representa una amenaza para la salud cardiovascular siempre que no se exceda el consumo por encima de las 5tazas diarias.

En realidad, tomar cerca de 3 tazas de la bebida por día permite mantener los latidos del corazón a un ritmo adecuado, pero según una investigación publicada en *Human Brain Mapping* (33) tomar más de 960 miligramos de café al día afectaría la circulación, haciendo la sangre más pesada a largo plazo y haciendo que la persona se sienta mareada y pueda experimentar eventualmente una lipotimia.

El alcohol induce a desmayos y pérdida del conocimiento

La gran mayoría de personas saben que tras la ingesta excesiva de alcohol algunos bebedores se desmayan espontáneamente, pero ignoran por completo los mecanismos biológicos detrás de esta reacción.

Cuando el nivel de alcohol en la sangre es excesivamente alto la persona puede desmayarse o bien desvanecerse momentáneamente pero en ambos casos se crea un fallo en la memoria y la persona es incapaz de recordar qué hizo unas horas después de superar el estado de embriaguez.

Según un estudio llevado a cabo por la Sociedad de Investigación sobre el Alcoholismo (34), en el cerebro hay una región llamada hipocampo, que es muy sensible al alcohol y es la responsable de la formación de nuevos recuerdos. El exceso de alcohol sanguíneo limita la capacidad del hipocampo, así que no se crean recuerdos y por esto la persona cree no recordar nada al día siguiente durante la resaca, pero realmente nunca se formaron recuerdos.

Los investigadores de la Sociedad de Investigación sobre alcoholismo explican que durante una pérdida de conocimiento se puede generar un daño físico por una caída que conlleve fracturas, pero estos "apagones" cerebrales también pueden provocar un daño psicológico importante al vincularse con anomalías neurobiológicas y síntomas psiquiátricos.

La respuesta al alcohol es diferente en cada persona y solo se puede producir una lipotimia o un síncope tras el abuso de la bebida, que como hemos visto a lo largo del libro no está recomendada en ningún sentido.

Bibliografía.

(36) Rachel Moss (2017) Why do we blackout when drunk? everything you need to know about alcohol-related memory loss. Disponible en: https://www.huffingtonpost.co.uk

(37) Reagan R, Kim Fromme (2016) Alcohol-induced blackouts: A review of recent clinical research with practical implications and recommendations for future studies. Alcohol Clin Exp Res. PMC 2017 May 1

Capítulo 21. Insuficiencia suprarrenal

La insuficiencia suprarrenal es una condición que tiene lugar cuando las glándulas suprarrenales producen menos hormonas de las que deberían. En este trastorno la persona no experimenta síntomas ni molestias hasta que alcanza un punto de crisis donde percibe cansancio, dolor abdominal, sudoración, náuseas y cambios en la piel.

No es lo mismo insuficiencia renal que insuficiencia suprarrenal, éste último hace referencia al fallo de las glándulas renales que se encuentran justo sobre los riñones y se encargan de producir hormonas que controlan la tensión arterial y equilibrar los niveles de sales minerales en el organismo.

Según la revista *The Journal of Clinical Endocrinology & Metabolism* (38), es poco común que una persona padezca un fallo en las glándulas renales, de hecho, la incidencia anual es de 4-6 pacientes nuevos por cada cien mil personas y sólo un médico endocrinólogo puede diagnosticarla mediante procedimientos estándar de prueba.

¿Qué es la enfermedad de Addison?

Existen dos tipos de insuficiencia suprarrenal y la enfermedad de Addison es una de ellas. En este caso, las glándulas renales no producen suficiente cortisol y aldosterona debido a un daño autoinmune o a un problema genético, a esto también se le conoce como insuficiencia suprarrenal primaria.

En la insuficiencia suprarrenal central, el problema reside en la glándula pituitaria del cerebro, que no produce suficiente adrenocorticotropina (ACTH), que es una hormona que activa la producción de cortisol en las glándulas suprarrenales.

Algunas personas pueden tener una insuficiencia suprarrenal temporal si ingieren altas dosis de medicamentos similares al cortisol, como la prednisona que se utiliza en procesos reumáticos. Aquí el efecto sobre las glándulas se produce cuando la administración del medicamento se interrumpe o se reduce de forma repentina.

¿Qué causa una insuficiencia suprarrenal?

La enfermedad de Addison se produce cuando el sistema de defensa del cuerpo ataca y destruye los tejidos de las glándulas suprarrenales, gracias al daño éstas no pueden producir hormonas. También es posible que se produzca por una lesión en esta zona, por una infección y por ciertas enfermedades genéticas.

En el caso de la insuficiencia suprarrenal central, el fallo puede deberse al consumo de medicamentos similares a la predisona, por ejemplo, la hidrocortisona y la dexametasona, también puede deberse a problemas de nacimiento, infecciones, tumores o lesiones ocasionadas por cirugía y radiación.

Actualmente no existen estudios que demuestren que el café, el alcohol y el hábito de fumar puede producir en una persona insuficiencia suprarrenal, como tampoco se ha demostrado científicamente que sean capaces de prevenirla, mejorarla o empeorar los síntomas.

Bibliografía.

(38) Baha Arafah, Richard Auchus (2010) Insuficiencia suprarrenal. Revista The Journal of Clinical

Endocrinology & Metabolism, Volume 95, Issue 8, 1 August 2010, Page E2.

Parte IV. Trastornos sexuales y reproductivos

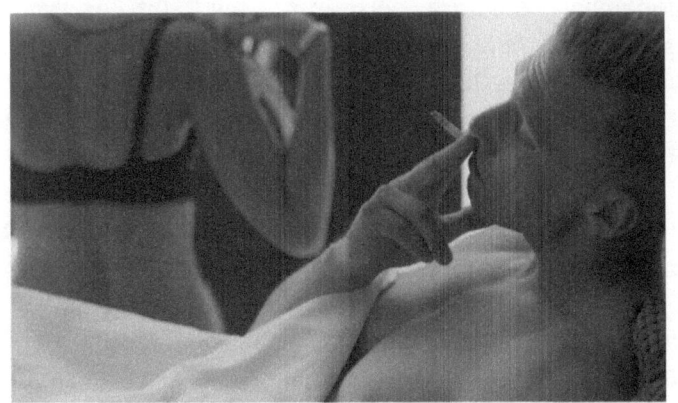

Capítulo 22. Insuficiencia ovárica primaria

La insuficiencia ovárica primaria, también conocida como falla ovárica prematura, es una pérdida de la función normal de los ovarios antes de que una mujer alcance los 40 años de edad.

Esto implica que no produzcan cantidades normales de estrógeno, que no se liberen óvulos cada mes y que la menstruación desaparezca, por ende el embarazo es imposible.

Por lo general se confunde la falla ovárica prematura con la menopausia prematura, pero en realidad son dos trastornos diferentes. La menopausia prematura es el cese completo de la actividad reproductiva, en cambio, las mujeres con falla ovárica pueden presentar periodos menstruales irregulares durante años y con tratamiento pueden concebir un hijo.

Como la falla ovárica precoz induce una reducción en los niveles de estrógeno de la mujer afectada, es posible que ésta experimente algunas complicaciones asociadas a la carencia de esta hormona, como la osteoporosis por ejemplo, pero el tratamiento adecuado le ayuda a mantenerse saludable y evitar este problema.

¿Qué ocurre en el organismo de la mujer con falla ovárica?

Normalmente en las mujeres la glándula hipófisis libera algunas hormonas durante el ciclo menstrual que ayudan a madurar los óvulos contenidos en los folículos de los ovarios, eso sucede cada mes y se repite hasta llegar a la menopausia.

Cuando los folículos maduran, se abren y liberan un óvulo que viaja hacia las trompa de Falopio y aguarda un espermatozoide que lo fecunde, pero cuando se presenta la falla ovárica prematura los ovarios no realizan esta función y los óvulos no se producen así que no se lleva a cabo un ciclo menstrual ni puede darse un embarazo.

¿Qué causa una falla ovárica prematura?

En la mayoría de los casos se desconoce la causa de la insuficiencia ovárica en una paciente, pero los científicos consideran que ciertos trastornos genéticos como el síndrome del cromosoma X Frágil y el síndrome de Turner aumentan las probabilidades de un fallo en los ovarios.

La exposición a ciertas toxinas, disruptores endocrinos, quimioterapia y radioterapia puede dañar el material genético de las células ocasionando la aparición la insuficiencia ovárica, así como una respuesta autoinmune, en la que los anticuerpos atacan el tejido ovárico y dañan los folículos que contienen los óvulos, pero en este caso también se desconoce la causa de la respuesta inversa del sistema inmunológico, es decir, es idiopática.

Es posible que los ovarios de una mujer manifiesten una falla espontánea antes de alcanzar los cuarenta años de edad y no tenga defectos cromosómicos, enfermedades autoinmunes, ni haya sido expuesta a toxinas, en este caso su médico especialista deberá realizar los exámenes necesarios para encontrar la causa.

Según un estudio (39) llevado a cabo en el Hospital Universitario Virgen de Valme en Sevilla, en las fumadoras se ha observado un adelanto de 1-3 años en la aparición de la menopausia natural, pero este dato carece de peso para justificar una insuficiencia ovárica prematura.

Tampoco se ha demostrado por medio de investigaciones que el consumo de café y de alcohol, ya sea en exceso o en forma moderada, puede aumentar las probabilidades de este trastorno en las mujeres.

Bibliografía.

(39) López E, Flores A, Romeu S (2010) Estúdio de la insuficiencia ovárica primaria e insuficiencia ovárica oculta. Disponible en: https://www.sefertilidad.net/docs/biblioteca/guiasPracticaClinicas/guia 9.pdf

Capítulo 23. Climaterio y menopausia

Climaterio y menopausia son dos términos que se utilizan para hacer referencia a los cambios que experimenta una mujer adulta cuando alcanza el fin de su capacidad reproductiva. Si bien se trata de un proceso normal, durante esta etapa se puede experimentar diversas molestias físicas y emocionales que están sujetas principalmente a los cambios hormonales implicados.

La palabra menopausia se refiere a la fecha específica en que la mujer tuvo su última menstruación y en términos médicos se produce porque los ovarios dejan de producir progesterona y estrógeno. En cambio, la palabra climaterio alude a los cambios que se dan en el cuerpo femenino antes, durante y después de la menopausia.

Para determinar la menopausia se requieren doce meses consecutivos sin menstruación, es decir, sólo se puede determinar de forma retrospectiva y marca el fin de la fertilidad. Por lo general ocurre cuando se superan los 50 años de edad, pero también puede presentarse luego de los 42 en una aparición temprana.

Como la menopausia conduce a una disminución en la producción hormonal y el cuerpo tiene varios receptores de estrógeno, en algunas mujeres se pueden generar ciertos problemas de salud, como la osteoporosis o el deterioro general de diferentes órganos.

La disminución del deseo sexual, la sensación de sofoco, problemas para dormir, resequedad en la piel y mucosas, dificultad para concentrarse e irritabilidad son síntomas de este período y pueden empeorarse o aliviarse gracias a hábitos, entorno y estrés.

Hasta la fecha no se ha demostrado científicamente que el alcohol pueda empeorar los síntomas de la menopausia o pueda desencadenar complicaciones, sin embargo, siempre se recomienda una ingesta moderada, en cambio, el tabaco y el café sí pueden influir negativamente.

Las fumadoras pueden adelantar la menopausia

Fumar regularmente adelanta la llegada de la menopausia, es decir, acorta el ciclo reproductivo normal de cualquier mujer. Esto se demostró en un estudio realizado en el Hospital Universitario Gineco-obstétrico Eusebio Hernández, en Cuba (40).

Los investigadores reunieron a un grupo comprendido de mujeres entre 40 y 59 años y las separó en perimenopáusicas y postmenopáusicas. De cada participante se obtuvo su edad, edad de aparición de la menopausia teniendo en cuenta que esta ocurriera luego de 12 meses consecutivos de amenorrea, estado civil, hábito de fumar y condición laboral.

Hacia el final de la investigación se descubrió que la edad de la menopausia de las mujeres estudiadas fue de 49,8 años y que ocurrió más precozmente en las fumadoras, a los 48,2 años y en las que no tenían pareja estable, que fue a los 48,3 años.

Lo interesante de esta investigación es que analizó otros factores además del cigarrillo, pues el grupo a cargo consideró que un único factor no puede ser responsable en la alteración de un proceso natural.

El café aumenta la sensación de sofoco

Uno de los síntomas más molestos y representativos de la menopausia parece agudizarse con la cafeína según un estudio publicado en la revista *Menopause* (41). La investigación abarcó a más de 1.800 mujeres menopáusicas entre 2005 y 2011, consumidoras regulares y no de café.

Los resultados revelan que la regulación del cuerpo del diámetro de los vasos sanguíneos se ve alterada por la cafeína cuando la mujer atraviesa la menopausia, y que por eso aparecen los síntomas vasomotores molestos, es decir, la aparición repentina y temporal de calor corporal, enrojecimiento y sudoración. Esto se aplica en general a todas las bebidas con cafeína, como el té, los refrescos y el chocolate.

Las recomendaciones de los encargados de la investigación fueron evitar en la medida de lo posible el consumo de este tipo de bebidas, mantener un peso saludable, permanecer activa y adoptar técnicas de meditación para el manejo de las emociones. Reconocen que se trata de una etapa con muchos cambios y esperan con esta información mitigar las molestias que puedan sentir las mujeres al atravesarla.

Bibliografía.

(40) Braulio Hernández, Miguel L (2007) Edad de la menopausia y su relación con el hábito de fumar, estado marital y laboral. Revista Cubana Obstetricia y Ginecología 2007;33

(41) Faubion S, Sood R, Jacqueline M, Shuster L (2015) Caffeine and menopausal symptoms what is the association? Revista Menopause, February 2015 - Volume 22 - Issue 2 - p 155–158

Capítulo 24. Disfunción sexual femenina

La disfunción sexual femenina es un trastorno, no una enfermedad, en el que hay un cambio pronunciado en el comportamiento sexual habitual de una mujer. Por lo general, disminuyen o desaparecen los pensamientos y fantasías sexuales, se evaden las relaciones y se pierde la capacidad de disfrutar el coito.

Al hablarse de disfunción sexual en las mujeres, se habla de dificultades en cuatro áreas diferentes: deseo, excitación, orgasmo y dolor asociado al coito, también conocido como dispareunia.

Los trastornos de este tipo pueden aparecer en cualquier momento de la vida y pueden tanto desaparecer como convertirse en algo crónico, por ejemplo, después de un parto complicado, durante una situación muy estresante o una enfermedad fuerte es probable que a la mujer le tome un tiempo ser físicamente activa nuevamente.

¿Qué causa la disfunción sexual femenina?

Es difícil establecer las causas de la disfunción ya que se produce en áreas muy específicas que muchas veces se unen en una misma paciente, sin embargo, trataremos de entender estos factores de manera separada y de forma muy general.

- **Pérdida del deseo:** Los cambios en los métodos anticonceptivos, el estrés, la obesidad, episodios sexuales traumáticos, enfermedades crónicas, depresión e intervenciones quirúrgicas normalmente inducen la pérdida del deseo sexual en mujeres.
- **Dificultad en la excitación:** Un problema físico puede interferir en el flujo de sangre o en las

terminaciones nerviosas de la zona genital pues interfiere con los mensajes que se envían desde los genitales hacia el cerebro. De igual forma, ciertas enfermedades coronarias y la diabetes disminuyen la excitación e impiden que la estructura de la vagina se acondicione para la penetración.

- **Dolor asociado al coito:** Puede deberse a enfermedades inflamatorias de la pelvis, cirugía ginecológica, tumores, quistes uterinos, endometriosis, infecciones del tracto urinario, falta de lubricación o alguna infección de transmisión sexual.

- **Problemas hormonales:** Las fluctuaciones en el nivel de estrógeno pueden provocar cambios en los tejidos genitales haciéndolos más delgados y sensibles al dolor, también puede reducir la circulación sanguínea a la región pélvica, causar sequedad vaginal y hacer necesario que pase más tiempo para alcanzar la excitación y el orgasmo.

El tabaco agrega un factor más a la lista

Según un comunicado hecho en el VII Encuentro Nacional de Salud y Medicina de la Mujer llevado a cabo en España (42), fumar aumenta el riesgo de sequedad vaginal y atrofia genital, acelera la menopausia y disminuye los niveles de estrógenos. Todo esto acelera y agrava de forma importante trastorno del deseo sexual hipoactivo y la disfunción sexual.

En esta ponencia los expertos también señalan que en el 33% de las mujeres entre 18 y 59 años que sufren una disminución del deseo sexual, el origen del problema es principalmente de orden psicológico, hormonal o una combinación de estos factores, en otras palabras es muy complejo, pero el tabaquismo sólo suma una pieza más a este aparente rompecabezas.

¿Qué papel tiene el alcohol?

La influencia del alcohol sobre la disfunción sexual femenina es un poco más compleja y la ciencia no la logrado establecer una teoría única.

Por un lado, investigadores de la Universidad de Salamanca (43) descubrieron que en los alcohólicos hay pocos problemas relacionados con la disfunción sexual, de hecho, en ellos el funcionamiento sexual en general fue aceptable y mejor en los varones estudiados.

El 45% de los participantes mantenía relaciones semanalmente, el 69% experimentaba deseo sexual durante la semana, el 81% de los hombres no tenía problemas en alcanzar y mantener la erección y solo el 10% sufría eyaculación precoz. En el grupo femenino solo el 10% indicó padecer vaginismo y el 5%dispareunia.

Las creencias populares sugieren que el consumo de alcohol nos ayuda en el proceso de desinhibición y a relacionarnos de manera más abierta y esto de alguna manera es cierto, así que podría considerar una ayuda la ingesta de bebidas alcohólicas, pero también puede tener el efecto contrario según explica la doctora Patricia Jordá, psicóloga especialista en Terapia Sexual y de Pareja.

La ingesta de alcohol puede disminuir la lubricación vaginal, debido a la falta de riego en la zona por una circulación lenta y la deshidratación propia del alcohol. De igual forma es probable que retrase el orgasmo o que cuando se produzca se sienta con menos intensidad debido al efecto sedante del alcohol.

Así pues, aunque la ingesta de alcohol previa a una relación sexual afecte la calidad del acto, por los momentos parece que no tiene efectos a largo plazo, sin embargo, aún se están llevando a cabo estudios que pretenden solucionar este trastorno que cada vez se hace más frecuente.

Bibliografía.

(42) 20 Minutos (2007) Fumar puede reducir el deseo sexual en las mujeres y producir sequedad vaginal. Disponible en: https://www.20minutos.es/noticia/206991/0/fumar/deseo/sexual/

(43) José Ávila, Ana Pérez, Juan Olazábal, Jesús Fidalgo (2004) Disfunciones sexuales en el alcoholismo. Disponible en: http://www.socidrogalcohol.org

(44) El mundo (2016) Sexo y alcohol, ¿aliados o enemigos? Disponible en: https://www.elmundo.es/promociones/native/2016/12/17b/

Capítulo 25. Endometriosis

La endometriosis es un trastorno impredecible que se produce cuando las células del tejido endometrial salen del útero y se desarrollan en sobre el peritoneo, los ligamentos anchos, ovarios, el fondo de saco posterior, intestino, vagina, el cuello uterino, y la vejiga, en algunas pacientes incluso puede encontrare sobre la piel y los pulmones.

Los focos donde el tejido endometrial se aloja responden a las hormonas que controlan el ciclo menstrual, por lo tanto, son sensibles a la inflamación y sangran cada mes pero no tiene posibilidad de drenar el fluido, que se acumula generando cicatrices que deforman la superficie de los órganos y los adhieren entre sí.

Además de dolor, una mujer afectada puede experimentar dismenorrea, dispareunia, infertilidad, disuria y dolor durante la defecación, todo dependerá de la localización del tejido ectópico y su desarrollo.

La endometriosis se presenta en el 6-10% de las mujeres en general y el en 25-50% de las mujeres con problemas de fertilidad. La edad promedio en que se diagnostica es alrededor de los 27 aunque también existe la posibilidad de que se manifieste antes.

¿Por qué una mujer desarrolla endometriosis?

Se desconocen las causas exactas de la endometriosis pero se sospecha que se debe a que cuando una mujer tiene el periodo se desarrolla un flujo retrógrado por el que las células regresan a la pelvis a través de las Trompas de Falopio. También se cree que puede deberse a un fallo en el sistema inmunológico.

En algunos casos, la mujer que padece endometriosis tiene una familiar directa que también sufre del trastorno, lo que indica que existe una condición genética implicada, pero no se ha confirmado aún por medio de estudios.

Las mujeres que tuvieron una menarquía temprana y periodos menstruales muy largos tienen un mayor riesgo de endometriosis, al igual que aquellas que tienen el himen cerrado.

Por lo general se acepta la teoría de la metaplasia celómica, que explica que por medio de una transformación citológica las células germinales ováricas y las células peritoneales se convierten en tejido endometrial, originando las lesiones endometriósicas.

El alcohol aumenta el riesgo de forma importante

Un meta análisis llevado a cabo en Estados Unidos y publicado en la revista *American Journal of Obstetrics and Gynecology* (45), demostró que existe un riesgo asociado al consumo regular de alcohol y el desarrollo de endometriosis.

Específicamente, según los hallazgos del grupo de investigadores, las mujeres que se consideraron bebedoras frecuentes son más propensas al trastorno en comparación con las mujeres que no consumían nada de alcohol.

Además de esto, se descubrieron que las féminas con más ingesta de bebidas, también son más propensas a enfermedades inmunológicas y cardiovasculares. Así pues, una paciente con familiares que han sufrido endometriosis debe abstenerse de un consumo excesivo de alcohol pues podría ser un detonante de la condición.

El hábito de fumar no influye significativamente

En un artículo de la revista *Fertility and Sterility* (46) un grupo de científicos y médicos dieron a conocer sus hallazgos relacionados con la enfermedad, aclarando que fumar no aumenta ni reduce el riesgo de que una mujer de desarrolle endometriosis.

El estudio utilizó a 978 mujeres menores de 42 años, 411 de ellas padecían el trastorno y se les extrajo muestras de tejido para determinar en qué fase se encontraban. El 45% de las participantes de este eran fumadoras o ex fumadoras al igual que el 36% de las 567 mujeres sin la enfermedad.

Las mujeres sin partos tenían la tasa más alta de endometriosis en comparación con aquellas que eran madres. También se demostró que las mujeres más delgadas tenían más riesgos, pero no se encontraron pruebas de que el tabaquismo aumentara la incidencia.

En café afecta el estrógeno y aumenta las probabilidades

La revista médica *American Journal of Clinical Nutrition* (47) hizo una publicación en la que podemos encontrar una relación entre la endometriosis y el consumo de cafeína y es que la bebida no afecta directamente el desarrollo anormal de tejido endometrial, pero puede modificar los niveles hormonales y facilitar su aparición.

Parece ser que cafeína aumenta los niveles de estrógeno en el cuerpo y específicamente beber más de dos tazas de café diarias puede aumentar los niveles de esta hormona y aumentando las posibilidades de que se produzca el trastorno.

Uno de los investigadores a cargo del estudio explica que las variaciones en los niveles de estrógeno se asocian con trastornos de este tipo, osteoporosis y los cánceres de endometrio, de mama y de ovario por lo que se debe tomar en cuenta el consumo de cafeína en cualquier paciente con problemas de este tipo.

Bibliografía.

(45) Parazzini F, Cipriani S, Bravi F, Pelucchi C, Chiaffarino F, Ricci E, Viganò P (2013) A metaanalysis on alcohol consumption and risk of endometriosis. Am J Obstet Gynecol. 2013 Aug;209(2):106.e1-10. doi: 10.1016/j.ajog.2013.05.039. Epub 2013 May 23.

(46) Charles C, Carlos S, Dominique Z, Marie-Christine L, Charlotte N, Gérard B, François G, Bruno B (2010) Smoking habits of 411 women with histologically proven endometriosis and 567 unaffected women. Revista Fertility and Sterility olume 94, Issue 6, Pages 2353–2355

(47) Karen C, Enrique F, Sunni L, Anna Z, Cuilin Z, Aijun Y, Joseph B, Ahmad O, Christina A, Jean W (2012) Caffeinated beverage intake and reproductive hormones among premenopausal women in the Bio Cycle Study. Revista The American Journal of Clinical Nutrition, Volume 95, Issue 2, February 2012, Pages 488–497

Capítulo 26. Abortos recurrentes

Un aborto es la pérdida de un embarazo antes de que éste alcance las veintidós semanas de gestación o antes de que el feto llegue a los 500gr de peso. En esta situación el feto muere de forma espontánea y la madre debe recibir asistencia médica para evitar complicaciones.

Por otro lado, se considera que una mujer experimenta abortos recurrentes cuando pierde tres o más embarazos de manera consecutiva y espontánea, siempre y cuando no sean embarazos ectópicos o molares, en los que la propia condición compleja de la gestación induce la expulsión del feto en formación.

Se estima que el 30% de todos los embarazos en general finalizan en un aborto espontáneo, pero el 20% de ellos se dan antes de que puedan ser detectados por medio de una ecografía. Aproximadamente el 5% de las mujeres sufre de abortos continuos y en el 60% de los casos se desconocen las causas.

¿Por qué se dan los abortos recurrentes?

No se han determinado las causas exactas de los abortos recurrentes, pero se sabe que en el 50% de los casos la interrupción espontánea de la gestación se debe a aneuploidías embrionarias, es decir, a un cambio en el número de cromosomas, lo que da lugar a enfermedades genéticas.

La edad parece estar relacionada con los abortos espontáneos y los problemas genéticos pues en pacientes con edad superior a 40 años la probabilidad de aneuploidía embrionaria supera el 80%.

Se cree que las mujeres afectadas con endometriosis crónica son más susceptibles a abortos recurrentes debidos a la alteración que experimentan las células del endometrio, al igual que las pacientes con miomas uterinos. Existe evidencia de que los miomas distorsionan la cavidad endometrial y con esto genera una disminución en la implantación embrionaria.

Los abortos recurrentes también puede deberse a factores infecciosos, endocrinos, anormalidades tiroideas y enfermedades como la diabetes mellitus, pero los mecanismos por los cuales estas condiciones impiden un embarazo a término aún son desconocidos.

El tabaco, la cafeína y el alcohol se vinculan con a abortos de una forma proporcional, es decir, que cuanto más es su consumo mayor son las probabilidades, pero la evidencia aun no es suficiente para considerarse como un hecho.

Café y las posibilidades de aborto

En un estudio publicado en *British Medical Journal* (48), se analizó a 18.478 mujeres danesas entre los años 1989 y 1996 con el objetivo de determinar su ingesta de café. Las conclusiones a las que llegaron los investigadores fueron que las mujeres embarazadas que consumen altas dosis de esta sustancia registraron el doble de riesgo de sufrir un aborto en comparación con otras mujeres que no tomaban café.

Cada participante del estudio debió llenar dos cuestionarios en donde especificaba su consumo de tabaco, alcohol y productos con cafeína, como té, chocolate y refresco. Según los datos obtenidos las mujeres que ingerían poco café pero tomaban con frecuencia té y productos similares no tenían un riesgo alto de perder el embarazo.

En este estudio, las mujeres que tomaban entre cuatro y siete tazas diarias de café registraron un incremento del riesgo de aborto en un 80%, mientras que aquellas que tomaban más de ocho tazas aumentaban la probabilidad en un 300%.

Los investigadores señalan que la mayoría de mujeres con un elevado consumo de cafeína también eran fumadoras y bebían altas dosis de alcohol y sospechan que la combinación de esos tres factores es un causante con más peso que cada elemento por separado.

El tabaquismo y los embarazos que no se llevan a término

Un estudio llevado a cabo en Japón y publicado la revista *Human Reproduction* (49) intentó demostrar que fumar durante el embarazo aumenta el riesgo de un aborto espontáneo.

Para el análisis se utilizó la información de más de 1.300 japonesas que habían tenido un embarazo y los autores descubrieron que aquellas mujeres que fumaron en grandes cantidades al comienzo de la gestación eran dos veces más propensas a sufrir un aborto durante el primer trimestre que las no fumadoras.

De manera más específica, las mujeres que habían fumado por lo menos 20 cigarrillos diarios durante el embarazo fueron dos veces más propensas que las no fumadoras a un aborto, pero aun hacen falta estudios que complementen esta información.

Bibliografía.

(48) Duro M, Causín S, Campillos P, Vallés U (2001) Consumo de cafeína y riesgo de aborto espontáneo en el primer trimestre. Medifam vol.11 no.8 ago./sep. 2001

(49) Sachiko B (2012) Changes in snuff and smoking habits in Swedish pregnant women and risk for small for gestational age births. BJOG An International Journal of Obstetrics & Gynaecology, November 2012.

Capítulo 27. Síndrome de ovarios poliquísticos

El síndrome de ovario poliquístico es un trastorno hormonal que se presenta cuando una mujer en edad reproductiva tiene niveles muy elevados de hormonas masculinas o andrógenos.

Un nivel alto de andrógenos en las mujeres deprime los estrógenos y la progesterona, que son dos hormonas femeninas que le ayudan a los ovarios a liberar óvulos listos para la fecundación.

Este desajuste hormonal en la paciente genera acumulaciones de líquido en los folículos de los ovarios, lo que da lugar a quistes y a la interrupción del ciclo menstrual, pues los óvulos maduros no pueden liberarse como es debido. También es probable que sea estéril y su piel se vea afectada por acné o un aumento del vello. Por lo general se detecta este trastorno entre los 20 y 30 años de edad, pero también puede afectar a las niñas y adolescentes con un desarrollo anormal, mostrándose los síntomas un tiempo después de la menarquía.

¿A qué se debe este problema?

La medicina y la ciencia no conocen todavía la causa exacta del síndrome de ovario poliquístico. Por lo general se consideran estos factores como riesgos:

Genética: Las mujeres con ovarios poliquísticos suelen tener una madre o hermana con síntomas similares.

Poca inflamación: Según la Clínica de Mayo (50), durante una infección los glóbulos blancos generan cierta sustancia, esto se conoce como "poca inflamación". Algunas mujeres con ovarios poliquísticos tienen un proceso de poca inflamación que estimula la producción de andrógenos y puede generar problemas cardíacos.

Exceso de insulina: Cuando las células se vuelven resistentes a la acción de la insulina los niveles de azúcar en sangre se elevan y el cuerpo podría producir más insulina.

El exceso de esta hormona aumenta la producción de andrógeno, lo que provoca dificultades en el proceso de ovulación.

Actualmente no hay evidencia de que el alcohol, el tabaco y el café estén vinculados con el síndrome del ovario poliquístico. Cuando se diagnostica a una mujer se le pide consumir con moderación estas sustancias pero se trata de una recomendación de salud en general.

Bibliografía.

(50) Clínica de Mayo (2017) Síndrome de ovario poliquístico. Disponible en:
https://www.mayoclinic.org/es-es/diseases-conditions/pcos/symptoms-causes/syc-20353439

Capítulo 28. Infertilidad femenina

En términos de medicina, la infertilidad es la incapacidad de una pareja sexualmente activa, que no está usando anticonceptivos, de lograr un embarazo tras intentarlo durante más de un año. Esto aplica tanto al género masculino como femenino pues el 35% de las veces la infertilidad proviene de problemas en la mujer y en el 35% del hombre.

Un embarazo, por común que parezca, implica una serie de mecanismos biológicos por ejemplo, en los ovarios de la mujer debe producirse un óvulo saludable, lo mismo que en los tubos seminíferos del hombre debe producirse espermatozoides saludables.

El óvulo sano debe ser recogido por una de las trompas de Falopio y aguardar un espermatozoide que lo fecunde, una vez que sucede esto ambos se desplazan hacia el útero y comienza el proceso de división celular que dará origen al feto. Basta con que uno de estos u otros pasos no mencionados se interrumpa o afecte de alguna forma para detener un embarazo.

¿Qué puede causar la infertilidad femenina?

Existen muchos motivos por los cuales una mujer no es fértil pero resumiendo podría deberse a trastornos del ciclo menstrual, anomalías en las trompas de Falopio o útero, endometriosis, problemas en el moco cervical, estrés, trastornos de la sexualidad, enfermedades crónicas, edad y peso.

En el 12% de los casos la infertilidad primaria se debe a problemas con el peso de la mujer. Así, una pérdida extrema de peso corporal y ciertos trastornos como la anorexia nerviosa disminuyen las probabilidades de concebir un hijo.

La actividad deportiva excesiva por su parte, altera también el equilibrio hormonal y reduce la fertilidad, lo mismo que el sobrepeso que ocasiona el envío de señales hormonales anormales que afecta la ovulación y se asocia con problemas como síndrome del ovario poliquístico.

El consumo de ciertas sustancias también afecta el delicado equilibrio biológico que debe existir para que en el cuerpo femenino se logre una concepción, veamos cómo.

El tabaco envejece el aparato reproductor

Las mujeres que fuman tienen más problemas para quedar embarazada que las mujeres no fumadoras, y esto es directamente proporcional a la cantidad de tabaco consumido diariamente, incluso de manera pasiva.

España es un país donde la reproducción asistida ha cobrado mucha importancia, de hecho, el 3% de los niños que nacen en este país son producto de intervenciones médicas para llegar a la concepción. Victoria Verdú (51), una reconocida doctora y coordinadora de la clínica de reproducción asistida *Ginefiv* explica claramente la relación entre lo tóxico del cigarrillo y la infertilidad.

Las sustancias presentes en el tabaco deterioran el aparato reproductor femenino al punto de que parece tener diez años más pues tiene peor calidad ovocitaria y embrionaria.

Las mujeres nacen con un número específico de óvulos que madurarán y se liberarán durante su vida fértil, esto se conoce como reserva ovárica, la nicotina, el cianuro y el monóxido de carbono provenientes del cigarrillo aceleran la pérdida de óvulos inmaduros, por esto es que fumar adelanta la llegada de la menopausia.

De igual forma, estas sustancias dañan el material genético, aumenta el riesgo de aborto involuntario, nacimientos prematuros, embarazos ectópicos y reduce las tasas de éxito del tratamiento de reproducción asistida como la inseminación artificial y la fecundación *in vitro*.

El alcohol también disminuye la reserva ovárica

Otra gran especialista en reproducción asistida proveniente del Instituto Bernabeu (52) explica que el alcohol disminuye la reserva ovárica cuando se excede su ingesta, más específicamente, el consumo diario de 2-3 bebidas alcohólicas multiplica por 1,6 el riesgo de infertilidad.

El alcohol genera problemas de ovulación ya que altera la regulación hormonal del ciclo ovárico normal, también aumenta la tasa de aborto, bajo peso al nacimiento y muerte fetal.

Los efectos del alcohol tienen repercusiones en ambos géneros pero parece ser que las mujeres son más susceptibles por tener una absorción gastrointestinal más rápida y una metabolización más lenta a través de la enzima alcohol-deshidrogenasa.

La cafeína recude el movimiento en las trompas de Falopio

Finalmente está el café, cuyo efecto sobre la fertilidad era desconocido hasta hace poco cuando se hizo una brillante publicación en la revista *British Journal of Pharmacology* (53).

Como vimos al principio del capítulo, para lograr un embarazo los óvulos deben viajar desde los ovarios hasta el útero. En este trayecto intervienen unos cilios o vellosidades microscópicas presentes en el recubrimiento de los oviductos y unas contracciones musculares en las paredes interiores de las trompas.

Estas contracciones se llevan a cabo con ayuda de unas células especializadas, llamadas células marcapaso y la cafeína detiene esta función por lo que los óvulos entran en un estado similar al reposo y esto ya representa un obstáculo para la concepción.

Hasta el momento los descubrimientos fueron llevados a cabo en ratones hembra pero el grupo de investigadores a cargo consideran que podría ser similar en humanas adultas.

Bibliografía.

(51) Victoria Verdú (2013) Fumar reduce a la mitad las posibilidades de gestación. Disponible: https://www.efesalud.com/fumar-reduce-a-la-mitad-las-posibilidades-de-gestacion/

(52) Lydia Luque (2018) Los efectos del alcohol en la fertilidad. Disponible en: https://www.institutobernabeu.com/foro/los-efectos-del-alcohol-en-la-fertilidad/

(53) RE Dixon, SJ Hwang, FC Britton, KM Sanders, SM Ward (2011) Inhibitory effect of caffeine on pacemaker activity in the oviduct is mediated by cAMP-regulated conductances. Revista British Journal of Pharmacol. 2011 Jun; 163(4): 745–754.

Capítulo 29. Infertilidad masculina

La infertilidad masculina es la incapacidad de un hombre de embarazar a una mujer tras haber mantenido relaciones sexuales durante un año sin usar ningún tipo de protección. Como ya vimos, en el 35% de los casos de parejas infértiles los problemas giran en torno al hombre.

Al igual que sucede con la fertilidad femenina, existen muchas condiciones que afectan a las gametos masculinos, por ejemplo, una producción baja de espermatozoides, que éstos tengan muy baja calidad o cantidad en el eyaculado y que tengan un comportamiento anormal, pero esto solo puede ser diagnosticado mediante un examen médico de fertilidad.

Un recuento de espermatozoides más bajo de lo normal, ronda los 15 millones de espermatozoides por mililitro de semen o en un recuento total de espermatozoides se acerca a los 39 millones por eyaculación.

¿Por qué un hombre es estéril?

Los problemas de salud crónicos, las lesiones en los testículos o el escroto y tener un testículo retenido pueden ser causantes de infertilidad masculina, así como la disfunción eréctil y la dificultad para eyacular.

Recibir mucho calor en los testículos por usar prendas ajustadas o por el contrario, exponerse a demasiado frío por tiempo prolongado, afecta la calidad del semen debido a que la espermatogénesis se da en un intervalo de temperatura bastante reducido y una vez que se sale de éste el proceso no se lleva a cabo correctamente.

La mayoría de los hombres ignoran el hecho de que son infértiles, a menos claro que se dispongan a concebir un hijo, pues los síntomas a veces no se evidencian y cuando lo hacen se asocian a patologías de otra índole.

Así pues, un hombre infértil puede tener dolor, hinchazón y un bulto en los testículos, infecciones respiratorias recurrentes, ginecomastia y disminución del vello facial y corporal y estos problemas pueden estar asociados o no a la infertilidad.

La exposición a ciertas sustancias que actúan como disruptores endocrinos, alteran el equilibrio hormonal y son responsables en gran medida de los problemas de fertilidad y como veremos a continuación, el consumo de café, alcohol y tabaco también tienen cierto efecto negativo.

El café puede dañar la estructura del esperma

En un estudio reciente llevado a cabo en el Hospital General de Massachusetts (54), se demostró que la cafeína podría dañar el esperma a nivel molecular, lo que ocasionaría problemas en la calidad de los espermatozoides de un hombre.

Los investigadores a cargo evaluaron muestras de un grupo de 105 hombres con un promedio de 37 años edad destinados a un tratamiento de fertilidad asistida, más específicamente, su pareja recibió fertilización *in vitro*.

Los resultados mostraron que los voluntarios que tomaban dos o más tazas diarias de café fuerte al día tenían solo 1 entre 5 probabilidades de éxito en el tratamiento, pero los hombres que tomaban menos de una taza diaria aumentaban la posibilidad al 52%.

Según Anatte Karmon, una de las investigadoras, el alto consumo de cafeína en hombres parece reducir las posibilidades de que la pareja consiga un embarazo clínico y por eso una medida obligatoria para la fertilidad asistida es una alimentación adecuada.

Las madres fumadoras pueden hacer estériles a sus hijos

Está comprobado desde hace mucho tiempo que fumar reduce la fertilidad de los hombres, provoca impotencia y daña al esperma, pero lo que se ignoraba es que los hijos de las madres fumadoras también podrían tener problemas para concebir un hijo en la edad adulta.

En un estudio realizado en la Universidad de Copenhague (55) se analizó los embriones de mujeres que habían abortado legalmente y se encontró que en los fetos de madres fumadoras había un 55% menos de células germinales, que forman el semen y los óvulos, y un 37% menos de células somáticas, a partir de las cuales se forman otras partes del cuerpo.

Se descubrió además que la reducción de la cantidad de ambos tipos de células está directamente relacionada con el número de cigarrillos que se fuman diariamente y que este efecto es más intenso en los varones que en las hembras.

En conclusión, los niños nacidos de mujeres fumadoras pueden tener problemas de fertilidad al tener un menor número de células germinales y no se sabe si con el tiempo podrán recuperar la total funcionalidad de los testículos.

El alcohol hace que la calidad del esperma empeore

Una investigación publicada en la revista *British Medical Journal* demuestra que los jóvenes que consumen alcohol de manera regular tienen una peor calidad seminal al hacerse mayores.

Para demostrarlo, los científicos utilizaron los datos de 1.221 hombres con edades comprendidas entre los 18 y los 28 años, quienes realizaron un cuestionario sobre sus hábitos de consumo de alcohol, especificando con qué frecuencia lo consumían y la cantidad de bebidas. Después de resolver estas preguntas su semen fue analizado junto con su capacidad hormonal reproductiva.

Los resultados indican que los participantes consumían en promedio 11 bebidas semanales, el 64% de ellos se había emborrachado el mes anterior y un 59% se había emborrachado en más de dos ocasiones.

En estos hombres los niveles de testosterona habían aumentado, mientras que la hormona sexual globulina vinculante (SHBG), que activa las hormonas sexuales, se había reducido de manera importante, además, en el recuento total de espermatozoides y la proporción de los mismos, los hombres que obtenían peores resultados eran quienes abusaban de la bebida.

Bibliografía.

(54) Tina Kold Jensen, Mads Gottschau, Jens Otto Broby Madsen, Anne-Maria Andersson, Tina Harmer Lassen, Niels E Skakkebæk, Shanna H Swan, Lærke Priskorn, Anders Juul, Niels Jørgensen (2014) Habitual alcohol consumption associated with reduced semen quality and changes in reproductive hormones; a cross-sectional study among 1221 young Danishmen. Revista British Medical Journal. Disponible en: https://bmjopen.bmj.com/content/4/9/e005462

(55) L.S. Mamsen, Lutterodt, E.W. Andersen, S.O. Skouby, K.P. Sørensen, C.Yding Andersen, A.G. Byskov (2010) Cigarette smoking during early pregnancy reduces the number of embryonic germ and somatic cells Human Reproduction, Volume 25, Issue 11, November 2010, Pages 2755–2761

(56) National post (2014) Coffee consumption linked to male infertility, U.S. study suggests. Disponible en: https://nationalpost.com/health/coffee-consumption-linked-to-male-infertility-u-s-study-suggests

Capítulo 30. Ginecomastia

Ginecomastia es el término que se utiliza para aludir el desarrollo excesivo del seno o mama en los hombres. Esta anomalía física se presenta como respuesta a demasiado estrógeno, que es una hormona predominantemente femenina y muy poca testosterona, que está en mayor cantidad en el género masculino.

Cuando se padece ginecomastia el tejido glandular del seno se hincha y forma un botón mamario, esto se conoce como hipertrofia mamaria. Según la Sociedad Española de Cirugía Plástica Reparadora y Estética (SECPRE) entre el 40 y 60% de hombres de todas las edades, desde bebés hasta adultos mayores (57)

¿Qué causa la ginecomastia?

Existen diversos factores que pueden desarrollar esta condición, por ejemplo, el uso de ciertos medicamentos, como la prednisona, cimetidina y fenitoína. También el uso de fármacos de quimioterapia y antidepresivos.

La exposición a ciertas sustancias que alteran el sistema endocrino y el uso de sustancias psicotrópicas pueden aumentar el desarrollo mamario en un hombre, así como los desajustes hormonales propios de su edad.

Los adolescentes pueden experimentar ginecomastia debido a los cambios que experimenta su cuerpo, pero en este caso desaparece por sí sola en un período de seis a veinticuatro meses.

En los bebés recién nacidos puede presentarse un botón mamario a causa de los niveles de estrógeno de su madre y en este caso también desaparecerá naturalmente al cabo de medio año.

En los hombres adultos la ginecomastia se asocia con afecciones serias, como cáncer hepático o pulmonar, cirrosis del hígado, una tiroides hiperactiva y por problemas hormonales.

¿Influye lo que se consume?

Actualmente no hay suficiente evidencia que demuestre que el café, el hábito de fumar y el alcohol puedan generar ginecomastia, sin embargo, se considera que el exceso de bebidas podría estar relacionado.

El consumo de alcohol hace que los niveles de testosterona en los hombres se reduzcan y como respuesta natural del cuerpo se produce un aumento de estrógeno, disminución del deseo sexual e impotencia.

Se cree que la contaminación prolongada del cuerpo con alcohol genera mayores oportunidades para que el estrógeno se acumule y se desarrolle la ginecomastia, pero esto no se ha demostrado por medio de estudios científicos.

Bibliografía.

(57) Sanidad (2019) La ginecomastia, crecimiento anormal de las mamas en un varón, afecta a entre un 40 y 60% de hombres. Disponible en: http://isanidad.com/146322/la-ginecomastia-es-el-crecimiento-anormal-de-las-mamas-en-un-varon-afecta-a-entre-un-40-y-60-de-hombres/

Capítulo 31. Disfunción eréctil

La disfunción eréctil, también conocida como impotencia, es la incapacidad persistente para conseguir una erección o mantenerla con la firmeza necesaria para tener una relación sexual. Es un problema que afecta a más del 50% de hombres con una edad superior a los 40 años, pero también puede presentarse en jóvenes que rondan los veinte años.

De forma general, un hombre con impotencia puede tener una erección en ciertas ocasiones, pero no cada vez que desea tener relaciones sexuales, también puede tener una erección, pero no por el tiempo necesario para concluir satisfactoriamente una relación sexual, otros pueden no tener una erección en ningún momento.

Tener problemas de erección ocasionalmente no es sinónimo de padecer disfunción eréctil, sólo cuando deja de ser un hecho puntual y se repite durante un periodo mínimo tres meses es que se debe considerar un problema de salud pues a veces se trata de un problema vinculado con otras patologías serias.

¿Qué causa la disfunción eréctil?

Una erección es la respuesta a excitación sexual masculina, que es un proceso complejo en el cual está implicado el cerebro, las emociones, las hormonas, los nervios, los músculos y los vasos sanguíneos, cuando uno de estos factores presenta un problema se origina la disfunción eréctil.

También puede ser el resultado de un problema de estrés crónico, ansiedad, el consumo de ciertos medicamentos o alguna enfermedad física que hace que la respuesta sexual sea más lenta, por ejemplo, un problema en el sistema circulatorio, vascular o endocrino.

La obesidad, diabetes tipo 2, arterosclerosis, presión arterial alta, enfermedad de Peyronie NIH external link, una lesión en el pene, en la médula espinal, próstata, vejiga o la pelvis también pueden originar este problema. Algunos hombres tienen dificultad para mantener una erección a medida que envejecen, sin embargo, la vejez no es una causa de disfunción eréctil.

El café puede mejorar esta condición

Un estudio llevado a cabo por el Centro de Ciencias de la Salud de la Universidad de Texas en Houston (58), ha descubierto que el café y en general, las bebidas que contienen cafeína, pueden mejorar los problemas de impotencia.

En la investigación se revisó información del programa *National Health and Nutrition Examination Survey,* en el que participaron 3.724 hombres de más de 20 años y con problemas de impotencia. De estos hombres, el 40,9% tenía sobrepeso, el 30,7% obesidad, el 51% presión arterial alta y el 12,4% diabetes.

Los resultados del análisis revelaron que quienes consumían 2 o 3 tazas de café al día eran un 42% menos propenso a presentar disfunción eréctil o impotencia, sin importar su condición de salud, en comparación con aquellos que no tomaban nada de cafeína o menos de una taza. Este efecto no puede apreciarse en los diabéticos del estudio.

Los investigadores no saben cuál es el mecanismo de acción exacto de la cafeína sobre la disfunción pero sospechan que causan la relajación de las arterias del pene y del músculo liso cavernoso, aumentando así el flujo sanguíneo y permitiendo la erección.

El tabaco y el alcohol no son amigos de las erecciones

Boston Medical Group es una alianza mundial de clínicas médicas especializadas en el tratamiento de disfunciones sexuales masculinas y han llevado a cabo una investigación con 447 hombres que padecen disfunción eréctil, sus edades estaban comprendidas entre los 18 y los 35 años.

En su investigación descubrieron que en el 62,5% de los casos la principal causa era el excesivo consumo de alcohol, aun cuando no se tratase de pacientes alcohólicos. Ellos explican lo siguiente: La bebida retarda, distorsiona y hace más lenta la percepción y respuesta de nuestros sentidos como reflejos, visión, audición y respuesta sexual, ya que deprime el funcionamiento del sistema nervioso central. Esto es una consecuencia directa del consumo de alcohol por lo que se presenta tanto en la ingesta puntual como en quien mantiene el hábito, pero en los alcohólicos estos trastornos se van convirtiendo en crónicos y en ocasiones de carácter irreversible.

Este estudio también reveló que el tabaco es responsable de la disfunción eréctil en un 16,5% y esto se debe a la progresiva obstrucción que provoca en las venas y las arterias, mientras algunas drogas como la cocaína, un estimulante del sistema nervioso central, actúan como vasoconstrictor, reduciendo el flujo de riego sanguíneo en venas y arterias

Bibliografía.

(58) López DS, Liu L, Rimm EB, Tsilidis KK, de Oliveira Otto M, Wang R, Canfield S, Giovannucci

E (2018) Coffee Intake and Incidence of Erectile Dysfunction. Revista Am J Epidemiol. 2018 May 1;187(5):951-959. doi: 10.1093/aje/kwx304.

(59) Boston Medical Group (2012) Disfunción eréctil en hombres. Disponible en: https://www.bostonmedicalgroup.es/estudios-disfuncion-erectil/alcohol-y-disfuncion-erectil-jovenes

Capítulo 32. Andropausia

La andropausia es la disminución paulatina de la producción de testosterona. Por lo general se manifiesta en los hombres una vez que alcanzan los cuarenta años y es un proceso natural y de lenta progresión en el que se pierde la capacidad de procrear, es decir, de embarazar a una mujer.

Esta condición está asociada con el envejecimiento y no se manifiesta en todos los hombres de la misma manera, pues algunos pueden concebir un hijo aun a los 70 años, otros en cambios no pueden y como no es un proceso tan marcado y definido la ciencia y la medicina no lo han estudiado tan detenidamente como a la menopausia, además los síntomas no son tan claros.

Un hombre que atraviesa la menopausia experimenta alteraciones del sueño, pérdida de vello genital, depresión, irritabilidad, falta de concentración, fatiga constante, dolor de cabeza, baja potencia al eyacular, disminución de libido, resequedad en el cuero cabelludo y piel y sudoración nocturna.

Todos estos síntomas se pueden asociar con otras condiciones de salud o malinterpretarse con estrés. Sólo un examen hormonal demostraría que se trata de un descenso en la hormona testosterona y ésta después de los cincuenta años se pierde entre 1%-2% cada año (60).

¿Se puede acelerar o retardar la andropausia?

La andropausia es un proceso natural, pues todos los organismos vivos deben experimentar el cese de sus funciones reproductivas como parte del ciclo normal de la vida, sin embargo, no en todos los hombres se manifiesta por igual.

En algunos hombres los síntomas de la andropausia se acentúan e interrumpen el desempeño de sus actividades, su estado de ánimo y vitalidad así que se hace necesario el tratamiento artificial para aumentar su nivel hormonal, pero este se hace en función de los niveles que basales que el paciente tendría para su edad.

Algunos factores pueden incidir negativamente el proceso y hacer más molestos los síntomas, a continuación algunos de ellos:

- Ansiedad, estrés y depresión.
- Malos hábitos y un estilo de vida no saludable.
- Obesidad y sobrepeso
- Enfermedades crónicas como diabetes e hipertensión
- Problemas en la función del hipotálamo

No existe evidencia de que el consumo excesivo de café, alcohol y tabaco generen un efecto negativo en los hombres con andropausia, sin embargo, las recomendaciones médicas generales siempre están orientadas a la moderación, sobre todo cuando se trata de estas sustancias que podrían causar otras enfermedades.

Bibliografía.

(60) Marina García (2018) Andropausia, la menopausia masculina. Disponible en la revisa digital: https://www.webconsultas.com/tercera-edad/la-salud-del-mayor/en-que-consiste-la-andropausia

Epilogo: Alertas y recomendaciones

Tal y como se comentó al inicio del libro, no es sencillo establecer una dosis única de café o alcohol, ni afirmar a un paciente, "usted puede beber con tranquilidad", pues en algunos casos estas sustancias no son responsables de una enfermedad específica, pero sí en otros.

Cuando miramos a nuestro alrededor, es posible que veamos personas cuya ingesta de café o alcohol sea muy superior a la que se menciona en los estudios citados y parecen estar muy lejos de sufrir la enfermedad, tal es el caso de los adultos mayores que tuvieron muchos hijos y su fertilidad no se vio afectada por la ingesta desmedida de café.

La ciencia solo busca una solución a los problemas de salud que se hacen más frecuentes cada día en nuestra sociedad y los estudios de hoy en día se realizan a personas que vivieron en condiciones diferentes a las de muchas décadas atrás, por eso no es de extrañar que se actualmente se demuestren cosas difíciles de creer.

En el caso del cigarrillo, podríamos decir que se trata de la única sustancia que deberíamos evitar, ya que contiene tantas sustancias químicas tóxicas que difícilmente obtendríamos algo beneficioso de él, además no es necesario.

Si tu deseo es beber café y alcohol con moderación, recuerda tomar en cuenta tu condición de salud actual, las enfermedades que describimos en este libro y la recomendación de tu médico de cabecera. Si constantemente vigilas tu salud, mantienes hábitos saludables, beber con moderación y de vez en cuando no afectará tu salud con la aparición de alguna patología o trastorno.

Sobre el autor

Mario Vega Carbó

- Médico cubano graduado en 1994.
- Especialista en Endocrinología y Medicina Familiar.
- Máster en Longevidad y Ultrasonografía.
- Profesor de Fisiopatología Médica.
- Amante de hacer el bien, la familia y la naturaleza.

Otros libros del autor

1. Un enfoque a la Endocrinología Natural
2. Alertas Endocrinas: Salvando vidas
3. ABC del Endocrinólogo, para el no especialista
4. Recetas de cocina de tu Endocrino
5. Donde reina hormona...cuentos breves
6. Mitos de los alimentos, visión del Endocrinólogo
7. S.O.S Tóxicos hormonales, verdades al desnudo
8. Vitamina D: ¿Una hormona omnipresente?
9. Hormonas, ejercicios y cuerpo fitness
10. Obesidad, Diabetes, Tiroides y S.O.P

¡Disponibles en 10 idiomas!

Redes sociales:

 drvegaendocrino.com Dr. Mario Vega - Tu Endocrino
Online

 @drvegaendocrino @drmariovegaendocrinologo

Sinopsis

"Un trago esporádico no le hace daño a nadie... una taza de café en la mañana es lo que necesito para comenzar mi día... el cigarro me mantiene delgado...", algunos de estas ideas pueden estar presentes en nuestras conversas diarias con los amigos, pero la realidad es que todos estos compuestos son drogas legales cuyos efectos pueden ser más perjudiciales que beneficiosos en ciertas condiciones.

Para aclarar estas dudas, el Dr. Mario Vega Carbó presenta *"Café, tabaco y alcohol: Sus trastornos metabólicos y hormonales"*, un libro con todas las explicaciones necesarias para saber cuáles son los beneficios reales de las drogas sociales más populares del mundo.

En este texto, vamos a analizar las posibles causas y consecuencias generales para la salud, específicamente sobre los trastornos metabólicos y hormonales de los hábitos de consumir café, tabaco y alcohol en personas sanas, con riesgo de salud o con alguna enfermedad nutricional, endocrina o reproductiva.

En tan solo cuatro secciones, con más de treinta capítulos, aprende verdaderamente que es lo que consumes y cuáles son los efectos, conoce todos los secretos del café, el tabaco y el alcohol, en este nuevo libro del Dr. Mario Vega Carbó.